Heike Höfler · **ATME DICH GESUND!**

Ungewöhnliche Familienratgeber

Dr. med. Ian Banks, praktischer Arzt: **Vater sein dagegen sehr …** Kluger Rat für werdende Väter (und ihre Partnerinnen). Ein Lesevergnügen und ein pragmatisch-nützlicher Schnellkurs: Erste Hilfe für die neue Familie! ISBN 978-3-0350-0023-8

Helga Baureis, Kinesiologin / Claudia Wagenmann, Pädagogin und Kinesiologin: **Kinder lernen leichter mit Kinesiologie.** Einfache Lern- und Konzentrationshilfen für die Familie. Neu! ISBN 978-3-0350-0038-2

Dr. med. Christa Keding, praktische Ärztin und Kinesiologin:
Gesund durch analytische Kinesiologie. Der Muskeltest als Brücke zu ganzheitlicher Heilung. 6., überarbeitete Auflage. ISBN 978-3-0350-5019-6
Gesund durch psychologische Kinesiologie. Die Kraft der Psyche als Tür zur Heilung. 5. Auflage. ISBN 978-3-0350-5022-6

Dr. Thomas Methfessel, Tai-Chi-Lehrer und Dozent: **Tai Chi für Anfänger** Illustrierte Einführung in die chinesische Bewegungsmeditation. 11. Auflage ISBN 978-3-0350-5028-8

Thorre Schlaméus, Physiotherapeut, Kung-Fu-Lehrer
ZEN oder die Kunst, vom Rauchen zu lassen. ISBN 3-0350-3019-8

Dieter Stahl, Feng-Shui-Experte, Reiki-Lehrer: **Feng Shui.** So schaffen Sie sich ein gesundheitsförderndes und heilendes Umfeld. ISBN 978-3-0350-0021-4

Shirley Trickett, Krankenschwester: **Endlich wieder angstfrei leben** Selbsthilferatgeber gegen Angst, Depressionen und Panikattacken. 9. Auflage. ISBN 978-3-0350-0020-7

Dr. Andrea **Überall's Tibetische Hausapotheke.** Die Geheimnisse lebenslanger Gesundheit. Neu! ISBN 978-3-0350-3018-1

Heike Höfler

ATME DICH GESUND!

Durch bewusste Entspannung zu Energie und Harmonie

Mit einem Geleitwort von Dr. med. H. Jörger
Zeichnungen: Gestaltungs-Agentur Freitag & Häussermann

Oesch Verlag

Die Angaben in diesem Band basieren auf dem bei Erscheinen aktuellen Wissensstand von Medizin und Naturheilkunde, soweit er Autorin und Verlag zur Verfügung gestanden hat.
Alle Ratschläge wurden von Autorin und Verlag sorgfältig erwogen und geprüft; dennoch kann eine Garantie nicht übernommen werden. Eine Haftung der Autorin bzw. des Verlags und seiner Beauftragten für Personen-, Sach- und Vermögensschäden ist ausgeschlossen.

2., durchgesehene Auflage 2007
Die 1. Auflage erschien im Verlag G. Thieme (Trias) unter dem Titel:
Atemtherapie und Atemgymnastik

Umschlagbild: © Prisma, Schlieren
Zeichnungen: Gestaltungs-Agentur Freitag & Häussermann, Schwäbisch Gmünd
Druck- und Bindung: Ebner & Spiegel, Ulm
Printed in Germany

ISBN 978-3-0350-5077-6

Gern senden wir Ihnen unser Verlagsverzeichnis:
Oesch Verlag, Jungholzstraße 28, 8050 Zürich
E-Mail: info@oeschverlag.ch
Telefax 0041 / 44 305 70 66 (CH: 044 305 70 66)

Unser Buchprogramm finden Sie im Internet unter:
www.oeschverlag.ch

Inhaltsverzeichnis

Geleitwort

Die Zunahme der Atemwegserkrankungen hat dazu geführt, daß ein immer größer werdender Patientenkreis über seine Krankheit besser Bescheid wissen möchte. Gleichfalls ist damit der Wunsch verbunden: »wie kann ich mir als Kranker durch Selbsthilfe eine Erleichterung meines chronischen Leidens verschaffen?« Hier hat in dankenswerter Weise Frau Heike Höfler, Dipl.-Sport- und Gymnastiklehrerin, ein Buch verfaßt, worin in anschaulicher und klar formulierter Darstellung dem Laien anatomische, physiologische und technische Vorgänge der Atmung erklärt werden.

Aus gutem Grund nehmen Atemgymnastik und gut dargestellte Übungsprogramme den Hauptteil des Buches ein.

Frau Höfler weiß, worüber sie berichtet, denn sie schöpft aus dem reichen Erfahrungsschatz einer jahrelangen Tätigkeit mit dem kranken Menschen. Sie ist in Bad Dürrheim tätig, einem bekannten Kurort im Schwarzwald für Atemwegserkrankungen. Hierbei hat die Autorin gelernt, wie wichtig es ist, daß Patienten mit chronischen Erkrankungen, wie es ja die Atemwegserkrankungen nun mal sind, einen gut verständlichen Ratgeber zur Hand haben, welcher in erster Linie als Hilfe zur Selbsthilfe gedacht ist.

So wünsche ich den Lesern dieses Buches »Atemtherapie und Atemgymnastik«, daß dieser wohltuende Optimismus, welcher immer wieder zwischen den Zeilen zu spüren ist, zur Erleichterung ihres chronischen Leidens beiträgt.

Dr. med. H. Jöriger
Ltd. Arzt der Kurklinik Waldeck
Bad Dürrheim

Zu diesem Buch

Atem ist Leben. Ohne ihn geschieht nichts – vom ersten Schrei an bis zum letzten Atemzug. Er beeinflußt den Menschen in seiner Ganzheit. Im Atem erleben wir die Zusammengehörigkeit von Körper, Geist und Seele. Sind wir bedrückt, angespannt oder bewegen uns körperlich zu wenig, wird der Atem flach, oberflächlich, unökonomisch und uneffektiv. Die Körperzellen bekommen jetzt zu wenig lebensbringenden und -erhaltenden Sauerstoff, während die Stoffwechselschlacken zu langsam und gering abgebaut werden. Der Mensch fühlt sich unwohl, schlapp, lustlos, nicht genügend leistungsfähig. Außerdem ist erwiesen, daß durch einen mangelhaften Abtransport der Abfallprodukte der Mensch frühzeitig altert und stirbt. Eine richtige Atmung läßt uns von frühester Jugend an die anfallenden Giftgase wie z.B. Kohlendioxid ausscheiden, sorgt für eine optimale Reinigung in unserem Körper und seinen Organen und sorgt immer für genügend Sauerstoff, auch in unseren empfindlichen Organen wie Gehirn, Nerven und Drüsen.

Durch die Pflege des Atems und seine Bewußtmachung finden wir eine Möglichkeit der Atementfaltung. Schädliche Atemgewohnheiten und -hemmungen, die nach John Selby *(Atmen und leben)* schon in unserer Kindheit entstanden aus Furcht vor Bestrafung, werden erkannt und abgebaut. Somit können wir zu unserem natürlichen, spontanen Atemrhythmus zurückfinden. Widerstands- und Selbstheilungskräfte – die jeder Mensch besitzt – werden gestärkt und aufgebaut. Dies bietet dem Menschen eine unschätzbare Hilfe zur Gesundheitserhaltung (prophylaktisch) bzw. -rückgewinnung (therapeutisch) sowie zur Auflösung oder Verhinderung von übertriebenen und langanhaltenden Spannungszuständen, Einengungen und Depressionen. Die Atemschulung verhilft zu körperlichem und seelischem Ausgleich, Harmonie und Entspannung. Physis und psychische Verkrampfungen können immer mehr losgelassen werden. Die richtige tiefe Atmung sorgt aber gleichzeitig auch für eine Verbesserung des Lebensgefühls, der Schaffenskraft und des Leistungsvermögens sowie für eine einzigartige Energiegewinnung und Ausdauerfähigkeit in jedem Bereich des Körpers.

Sinn und Zweck dieses Buches ist nicht nur die Vermittlung atemtherapeutischer Grundsätze – die jedes Üben erst richtig, gewinnbringend, korrekt und exakt möglich machen –, sondern ganz besonders ihre *praktische Anwendung.* Neben der Anatomie, Physiologie und dem technischen Vorgang der Atmung werden zahlreiche, vielseitige sowie erprobte und bewährte Übungsprogramme vorgestellt, die den Übenden nicht ermüden oder langweilen sollen, sondern erfreuen, erfrischen, wohltun und immer wieder zu neuem Üben anregen.

Ich habe zahlreiche Übungsprogramme zusammengestellt, die auch dem Menschen, der sich bisher nicht überdurchschnittlich viel oder gar nicht mit Gymnastik oder natürlicher Lebensweise beschäftigt hat, einen konkreten, leicht verständlichen und vielseitigen Wegweiser bieten sollen. Diese Übungsprogramme führen zu einer gesundheitsbewußten Lebensweise, die die Bewegung und den Atem wieder mit einbezieht und ihren großen Wert, ihre Heilkraft und Energiegewinnung sich wieder zunutze macht.

Mit der Zeit wird es dem Leser leichtfallen, sein individuelles Übungsprogramm zusammenzustellen. Aber auch dann können die in diesem Buch vorgegebenen Programme noch immer der Orientierung und auch der Korrektur dienen.

Heike Höfler

Der Atem – Lebensgrundlage und Lebenskraft

Jeder von uns atmet mit der größten Selbstverständlichkeit. Doch wer hat sich schon mal Gedanken über den Atem gemacht? Der Mensch beschäftigt sich mit hochkomplizierten technischen, wissenschaftlichen und anderen Problemen, jedoch sein natürlichstes und wichtigstes Bedürfnis hat er in der Hektik der Zeit fast vergessen. Dabei erkannten schon die alten Inder, Japaner, Chinesen und Griechen die unersetzliche Kraft der Atmung. Für sie wurde die Atmung eine Geheimwissenschaft, eine Kunst, die dem Menschen erfülltes Leben, Harmonie, Selbsterkenntnis und Zufriedenheit, Lebendigkeit, Kreativität, aber auch (Widerstands-)Kraft, Energie und Bewußtseinsentfaltung schenkte. Der Atem war keine Nebensache, sondern wurde als wichtig erkannt und war beschäftigungswert. Durch den ersten Atemzug ist Leben und überhaupt die Möglichkeit zu leben in uns eingekehrt. Ohne Atem sind wir tot, und mit falscher, flacher, oberflächlicher Atmung leben wir nur halb, nicht intensiv, sondern bedrängt, unfrei, unruhig, ängstlich.

Schon im Mutterleib ist das kindliche Wesen vom Sauerstoff, den die Mutter einatmet, abhängig. Die Wichtigkeit des Sauerstoffs wird besonders bei der Geburt deutlich, wo durch Sauerstoffmangel schreckliche Folgen für das kleine Geschöpf entstehen können. Das gesamte Leben nach der Geburt wird von der Art und Intensität des Atmens abhängen.

Die Atmung beeinflußt den ganzen Körper und setzt sich bis in die kleinste Zelle fort. Nur wenn die Zellen genügend Sauerstoff zugeführt bekommen, können sie sich genügend regenerieren oder erneuern. Jede menschliche Zelle kann also durch eine tiefe Atmung, gezielte Atemgymnastik und Ausdauertraining positiv beeinflußt und manipuliert werden. Denn je mehr Sauerstoff wir aufnehmen, um so mehr Aufbaustoffe und Energien werden frei. Der körperlich und ganz besonders auch der geistig arbeitende Mensch ist abhängig von genügend Sauerstoff. Keine der Zellen reagieren empfindlicher auf Sauerstoffmangel) als die der Nerven, der Drüsen und des Gehirns. Während der übrige Körper ohne Sauerstoff 5–12 Min. leben kann, sterben die Gehirnzellen schon nach 3 Min. ab. Ohne Trinken dagegen kann der Mensch tagelang, ohne Essen sogar wochenlang auskommen. Wollen wir körperlich, geistig, schöpferisch und kreativ besonders gewinnbringend tätig sein – ohne frühzeitig zu ermüden – müssen wir für genügend Sauerstoff in unserem Blut sorgen, aber gleichzeitig auch für einen optimalen Abtransport der Abfallstoffe. Deshalb ist eine tiefe Atmung sehr wichtig.

Hektisches Kurzatmen läßt die Zellen eher verkümmern und führt zu allgemeiner Leistungs- und Konzentrationsschwäche. Auch das Gedächtnis leidet darunter. – Atmen wir zu wenig aus, verbleiben die Giftstoffe – wovon die Kohlensäure der gefährlichste ist – in einer zu hohen Konzentration in unserem Körper, machen diesen anfälliger für Krankheiten und lassen ihn schneller altern. Eine gezielte Atempflege erhält die Zellen jung, elastisch, frisch und unbeschädigt. Man sagt zurecht, der Mensch sei so alt wie seine Zellen.

Das *»gepreßte Atmen«* schnürt dem Menschen die Kehle zu, »nimmt ihm den Atem weg«, »läßt ihn nach Luft schnappen«.

»Tief Luft holen« dagegen befreit von Druck, Angst, Verspannung, Schmerz, Jähzorn und ähnlichem. Ein tiefer Atemzug wird länger, gleichmäßiger, ausgeglichener, ruhiger oder einfach natürlicher. Man gewinnt »einen langen Atem«, d.h. daß wir jede Situation besser meistern als »Kurzatmige«. Der ruhig atmende Mensch läßt sich nicht so leicht gehen, verliert sich nicht, indem er außer sich vor Wut gerät. Körper, Geist und Seele vermögen gelassener und konzentrierter auf Zorn und Enttäuschung zu reagieren. Das Erfühlen und Gewähren des langsamen oder langen Atems lassen Geduld, Harmonie, Ruhe, innere Besinnung und Ausgeglichenheit entstehen. Innere Spannungen und Nervosität weichen einer gelösteren Haltung, Entspannung, Reinigung unseres Geistes und Gemüts.

»Der von Gott dem Menschen eingehauchte Atem machte den Menschen zu einer lebendigen Seele«, wie es in der Bibel heißt (1. Mose 2,7 und 1. Korinther 15,45).

Das griechische Wort *Pneuma* (Atem) hat in jener Sprache auch noch die Bedeutung von Geist, Wind und Hauch. So erweist es sich schon alleine durch die Wortbedeutung, daß der Atem die absolute Grundlage des äußeren und inneren erfüllten Lebens ist. Deshalb wird es sich für jeden Menschen lohnen, sich mit der Atmung, ihrer richtigen Anwendung, Auswirkung und Pflege zu beschäftigen.

Die Atemgymnastik sollte nicht erst dann wichtig werden, wenn Krankheit und Gebrechen das körperliche Befinden stören, sondern gerade auch dem gesunden Menschen zur Erhaltung der Gesundheit und Widerstandskraft dienen sowie einem besseren körperlichen Bewußtsein und erhöhter geistiger Entfaltung. **Die Atmung bedeutet Nahrung für jede Zelle, für den Geist und das Gemüt.** Der gleichmäßige und sanfte Atem schafft Ruhe im Menschen und Gelassenheit, aber er macht auch energievoll, kreativ, lebens- und schaffensfroh.

Der Atem – Voraussetzung zur Belebung unseres Stoffwechsels und des Gasaustausches (Oxydation)

Besondere Berücksichtigung im Atemgeschehen muß dem Stoffwechsel zukommen. Denn beide zusammen erhalten und beeinflussen unseren Körper in großem Maße. Was versteht man unter Stoffwechsel? Dieser Begriff meint die Summe aller chemischer Vorgänge, die sich in jeder lebenden Zelle in unserem Körper abspielen. Das gilt von dem ursprünglichen Ausgangsstoff der zugeführten körperfremden Nahrung (vorwiegend Eiweißstoffe, Kohlenhydrate und Fette; andere mit der Nahrung aufgenommene Stoffe werden meist nicht umgewandelt, sondern wandern unverändert durch den Körper) über deren Umbau bis zu den Endprodukten. Die dem Körper zugeführte Nahrung wird um- bzw. abgebaut. Im Verdauungsvorgang werden die verwertbaren Bestandteile chemisch umgeformt und in kleine Teile zerlegt, damit sie die Darmwand durchdringen und in das Blut eintreten können. Nachdem sie zu den Zellen geschwemmt werden, helfen sie deren eigene Substanz aufzubauen (Zellstoffwechsel), oder sie dienen der Energiegewinnung. Der durch die Atmung aufgenommene Sauerstoff sorgt in den Körperzellen für die *Verbrennung der Nährstoffe,* wodurch diese nutzbar gemacht werden. Die Nährstoffe können als *Baustoffe* oder Betriebsstoffe genutzt werden. Beim **Baustoffwechsel** werden den Zellen aufbauende Stoffe, vor allen Dingen Eiweiß, zugeführt, damit sie sich ausbessern oder erneuern (Zellaufbau). Der **Betriebsstoffwechsel** meint die Energiegewinnung durch die Verbrennung (mit Sauerstoff) der Kohlenhydrate und Fette zur Versorgung des Körpers und seiner Organe.

In sämtlichen Zellen des Körpers finden also Stoffwechselprozesse statt. Ausschlaggebend hierfür ist die *Verbrennung der Nährstoffe mit dem benötigten Sauerstoff.* Dieser Vorgang wird als **Oxydation** bezeichnet. Während der Sauerstoff verbrannt wird, entstehen Kohlendioxid und Wasser, die sogenannten Stoffwechselabfälle oder -schlacken, die in das

Blut wiederausgeschieden werden. Die Kohlensäure gelangt über die Lunge – wo das Blut wieder gründlich gereinigt wird – in die Atemluft und wird in Form von CO_2 (Kohlendioxid) abgeatmet. *Je gründlicher die Ausatmung vonstatten geht, desto wirkungsvoller ist die Reinigung und Entgiftung.* In den arbeitenden Zellen werden nicht nur Nahrungsteilchen verbrannt, sondern auch Bestandteile der Zelle selbst, deren Abbau notwendig geworden ist.

Das Blut hat die Aufgabe, die Nährstoffe und Abfallprodukte zu transportieren. Es versorgt zudem die Zellen mit dem in den Lungen aufgenommenen Sauerstoff. Die Verbrennungsvorgänge stehen im engen Zusammenhang mit der Sauerstoffzufuhr durch die Atmung. Sie fallen größer und nutzvoller aus, wenn eine gute Atmung gewährleistet ist. Stoffwechsel- und Gefäßkrankheiten wie Diabetes, Gicht, Verstopfung, Krampfadern, Hämorrhoiden, Arterienverkalkung oder Lebererkrankungen sowie rheumatische Beschwerden beruhen hauptsächlich auf Stoffwechselstörungen.

Aufbau und Funktion des Atemapparates

Es wird unterschieden zwischen dem *inneren* und *äußeren* Atemapparat.

Der *äußere Atemapparat* umfaßt den ganzen Körper vom Scheitel bis zum Becken. Natürlich steht die Atmung ebenso in Wechselwirkung mit den Armen und Beinen, z. B. wenn wir diese bewegen, dehnen, strecken, anspannen oder lockerlassen. Der *gesamte Körper* beteiligt sich also am Atemvorgang: die Wirbelsäule, der Schultergürtel, der Brustkorb, der Rumpf, das Becken sowie die Atem- und Atemhilfsmuskulatur. Von ausschlaggebender Bedeutung sind dabei Beschaffenheit und Zustand der Muskeln, aber auch die Dehnbarkeit des Gewebes und natürlich die Beweglichkeit der Gelenke (z.B. die an der Wirbelsäule befestigten Rippengelenke).

Schon an diesem Punkt wird einem klar, wie wichtig eine spannkräftige sowie gelöste, harmonische Haltung und ein ausgeglichener Muskeltonus ohne zu große Ober- oder Unterspannung für eine natürliche und leistungskräftige, tiefe Atmung ist.

Wir wollen uns aber jetzt zuerst dem *inneren Apparat* widmen. Dieser umfaßt die oberen und unteren Luftwege sowie die Lunge.

Die Atmung

Zum besseren Verständnis des nachfolgenden nochmals eine kurze Zusammenfassung: Unter Atmung versteht man zum einen die *Lungenatmung*, d.h. den Gasaustausch in den Lungenbläschen; zum anderen aber auch die *Zellatmung*, d.h. die *biolog. Oxydationsvorgänge* (d.h. die biolog. »Verbrennung« der Nährstoffe mit Sauerstoff, die Energie entstehen läßt und somit auch Stoffwechselschlacken) in den Zellen.

Der Gastransport erfolgt durch die Atemwege, also durch die Nase,

Luftröhre und Bronchien bis zur Lunge. Dort findet der Gasaustausch statt: der Sauerstoff dringt (diffundiert) in die Blutbahnen, das Kohlendioxid umgekehrt vom Blut in die Atemluft. Der Sauerstoff gelangt auf dem Blutweg, gebunden an die roten Blutkörperchen (Erythrozyten), zu den Zellen, wo er mit Nährstoffen verbrannt und in Energie umgesetzt wird. Die Atmungsorgane, wozu Nase, Rachen (obere Luftwege), Kehlkopf, Luftröhre, Bronchien und Lunge (untere Luftwege) gehören, dienen dem Gastransport. Diese Atemwege wollen wir nun zuerst einmal näher betrachten.

Die Nase

Der Atem passiert zuerst die oberen Luftwege, also Nase und Rachen, um dann in die unteren Atemwege wie Kehlkopf, Luftröhre und Lungen zu gelangen (s. Abb. 1).

Ein großes Augenmerk muß dabei auf die Nase gerichtet werden. Sie stellt die Eintrittspforte für den Atem in unseren Organismus dar (sie sollte es sein – *keine* Einatmung durch den Mund), und sie erfüllt beim Atemvorgang drei wichtige Funktionen: *Erwärmung, Reinigung und Befeuchtung der Atemluft,* bevor sie in die empfindlichen Lungenbläschen gelangt. Zwei Drittel der Nase befinden sich im Kopfbereich; Sauberkeit ist hier besonders wichtig. Die Nase wird auch als Hohlraumsystem bezeichnet und ist durch die Nasenscheidewand in eine rechte und linke Nasenhöhle abgeteilt, die beide mit ihrem gemeinsamen hinteren Ausgang (Choana) in den Nasenrachenraum münden. Der Boden der Nasenhöhle wird vom Gaumen gebildet, der sie von der Mundhöhle abtrennt. Die äußeren seitlichen Wände der Nasenhöhlen sind gekennzeichnet durch drei Nasenmuscheln, die die Oberfläche des Nasenraums vergrößern. Diese übereinander liegenden Muskelplatten sind mit einer dicken, für die Atmung sehr wichtigen Schleimhaut ausgekleidet. Sie sorgt dafür, daß die eingeatmete Luft angefeuchtet und erwärmt wird. Ihre Flimmerhärchen filtern die Staubteilchen und Fremdkörper – z.B. Krankheitserreger – aus der Atemluft, sodaß sie nicht in die tieferen Atemwege gelangen können. Die Nasenmuscheln bilden drei Nasengänge, nämlich den

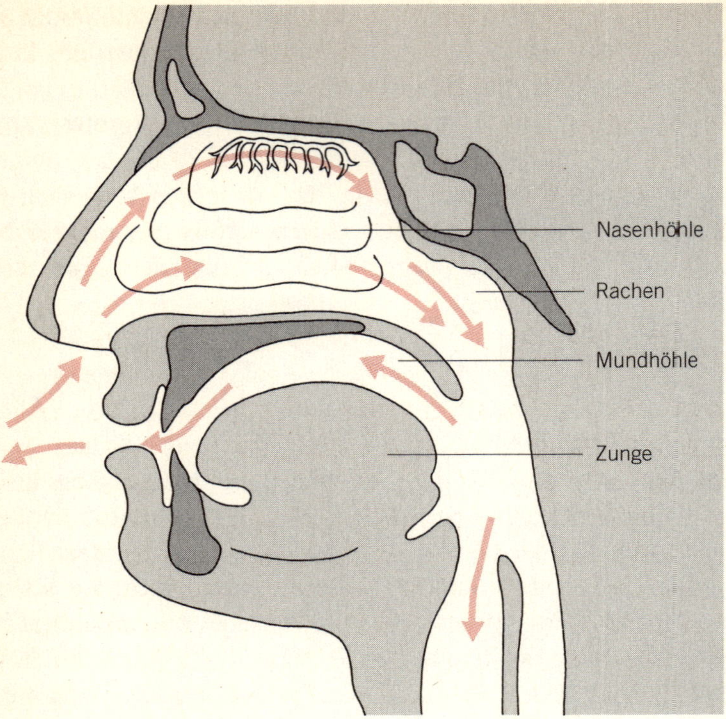

Abb. 1 Die korrekte Nasenatmung

unteren, den mittleren und den oberen. Der obere Gang wird vom durchlöcherten Siebbein abgegrenzt. Dieses besteht aus zahlreichen, kleinen Öffnungen, die mit Luft gefüllt sind und durch die die Riechnerven zur oberen Nasenhöhle gelangen. Es ist wertvoll und nützlich die Luft durch die oberen Nasengänge gleiten zu lassen, dadurch die Länge des Atemweges, durch die verschiedenen Windungen und die vermehrte Reibung, der Strömungswiderstand erhöht ist. Der erhöhte Einatmungswiderstand verlängert und vertieft den Atemzug und regt zu tieferem sowie längerem Atem an. Die Einatmungslänge wird dosiert. Es ist also beim Einatmen Kraft erforderlich, wodurch die Atemmuskeln, besonders das Zwerchfell, stimuliert, gekräftigt, mobilisiert und elastisch gemacht werden. Durch die Nasenatmung tritt der Atemschwerpunkt automatisch auf die Zwerchfellatmung über und regt diese unterstützend an, während die Mundatmung hauptsächlich die flachere Brustatmung fördert. Nase und Zwerchfell sind also aufs engste miteinander verbunden.

Diese Tatsache kann man sich zum Training des Zwerchfells zunutze machen.

Beispiel: Verengen wir künstlich (durch einen oder zwei Finger) die Nase, indem wir ein oder zwei Nasenlöcher etwas zusammendrücken, wird durch die Verengung ein Atemwiderstand geschaffen, gegen den das Zwerchfell arbeiten muß. Es wird somit trainiert.

Durch den engen Innenausbau der Nasenwege und die Schwellkörper an den Nasenwänden gibt es hier einen starken Strömungswiderstand, der Durckunterschiede zwischen Nasenvorhof und Nasenrachenraum zur Folge hat. Durch den erhöhten Strömungswiderstand wird der Sog und Unterdruck im Brustkorb erhöht, eine vermehrte Ansaugung des venösen (kohlensäurehaltigen) Blutes wird bewirkt. Der venöse Rückstrom und die Kreislauftätigkeit werden also unterstützt. Man sagt der drüsenreichen Nasenschleimhaut auch reflektorische Fernwirkung nach. Sie soll nicht nur eine Atemregelung, sondern auch eine Heilwirkung auf andere Organe auslösen. Durch Spraybehandlung traten z.B. bei grippalen Infekten Erleichterungen ein. Es besteht also eine enge Verbindung zwischen der Nasenschleimhaut und den inneren Organen. Puck van Waveren (Leiterin eines Instituts für Atmungs- und Entspannungstherapie) schreibt:

»Eine regelmäßige und andauernde Durchströmung von Luft durch die Nase ist (also) tatsächlich eine physiologische Massage der Nervenenden, die in der Nasenschleimhaut liegen.« Durch Massage der Nasenschleimhaut sollen auch Krankheiten wie Asthma, Heuschnupfen, rheumatische Gelenksentzündungen u.a. zu behandeln oder günstig zu beeinflussen sein.

Die Atemfachleute sind sich heute einig: Es gibt nicht nur **Reflexzonen** an den Füßen oder Ohren, sondern auch in der **Nasenschleimhaut.** Bei der »Nasalen Reflex-Therapie» wird diese Nasenschleimhaut auf verschiedene Art gereizt, wodurch dann eine Fernwirkung auf bestimmte innere Organe und auch auf das Gehirn ausgelöst wird. Häufig werden diese Reflexzonen mit ätherischen Ölen massiert (Thymus-, Rosmarin-, Lavendel-, Zitronenöl; japanisches oder chinesisches Pfefferminzöl etc.). Sie haben eine antiseptische, desinfizierende, schleimlösende oder eine befreiende, anregende, je nachdem auch beruhigende Wirkung.

Man fängt deshalb ein Atemtraining immer zuerst mit einer atemtherapeutischen Behandlung der Nase an. Dadurch können Spannungszustände der Nasenmuskulatur und des Bindegewebes wieder geschmeidig gemacht, Nasenverengungen behoben werden. Die Durchblutung und Lymphströmung sowie die Reflexzonen werden angeregt. Die Durchgängigkeit der Nase sowie die Fähigkeit den oberen Atemweg zu benutzen, sind äußerst wichtig, um gesund, leistungsfähig und intensiv leben zu können. Außerdem wird durch eine gute Nasenatmung die Hypophyse durch die Luftströmung unterströmt und somit in ihrer Tätigkeit positiv beeinflußt.

Es gibt Ärzte, die mit Hilfe von Reiznadeln oder ätherischen Ölen die Nase punktmäßig behandeln und durch diese Reizung der Nasenschleimhaut günstige bzw. heilende Wirkungen bei Asthma, Rheuma, Konzentrationsstörungen, Heuschnupfen und sogar bei Ausfluß, Scheidenkrämpfen, Menstruationsbeschwerden sowie vegetativen Störungen schafften.

Erwähnenswert ist ferner die Tatsache, daß der obere Nasenteil den unteren Teil des Gehirns darstellt. Das **Siebbein**, ein kleiner durchlöcherter Knochen zwischen beiden Stirnbeinen gehört zur Schädelbasis. Durch seine Öffnungen ziehen die Fasern der Riechnerven zur Nasenhöhle bzw. zur Riechschleimhaut, die sich auf einer kleinen Fläche am Dach der Nase befindet. In ihr liegen die Sinneszellen des Riechsinns. Millionen von Nervenenden nehmen dauernd die verschiedensten Düfte und Gerüche auf (Luftbeschaffenheit) und leiten sie zum Gehirn weiter. Verschiedene Atemlehrer erwähnen immer wieder die Verbindung der oberen Nasenatmung (an der Riechschleimhaut vorbei) und einem »freien, durchlüfteten« Gehirn.

So schrieb z.B. Werner Zimmermann in *Kräfte des Atems:* »Dort (Stirnhöhlen, die mit dem Nasenraum verbunden sind) befinden sich wichtige Nervenendigungen und Drüsen, die durch stete Verbindung mit der Frischluft angeregt werden.« Hede Kallmeyer betont in *Heilkraft durch Atem und Bewegung:* »Wenn alles (Nasengänge) offen, durchlässig und geweitet ist, erzeugt dies ein befreiendes Gefühl im Gehirn.« A. Wadula (Yogalehrerin) behauptet sogar: »Die einströmende Atemluft geht nur zu einem Teil in die Lungen. Ein anderer Teil steigt sofort nach oben durch das Siebbein ins Gehirn und von dort das Rückenmark hinunter« (s. Abb. 1, S. 18). Die Mundatmung dagegen ist nur eine Art Notatmung und läßt keine Tiefatmung zu. Der Atemweg ist dabei nur kraftlos, kurz und natürlich ungereinigt.

Während Menschen, die ihres Berufes wegen hauptsächlich im Freien arbeiten (Gärtner, Förster, Fischer, Bauern ...) eine natürliche Nasenatmung aufweisen, ist diese bei »Büromenschen« und »Stubenhockern« häufig verkümmert. Bei Kindern fand man heraus, daß solche, die flach durch den Mund atmen, durchschnittlich leistungs- und konzentrationsärmer sowie müder, träger und antriebsschwächer sind als »Nasenatmer«. Erwachsene Mundatmer schlafen in der Regel schlechter, sind unruhiger (auch nachts), stehen morgens zerschlagener auf, sind denk- und antriebsschwächer. Auch bei Hochleistungssportlern hat man die Wichtigkeit der Nasenatmung erkannt. Die Früchte einer richtigen Atemtechnik mit natürlicher Nasenatmung sind unzählige: Gesundheit, Ausgeglichenheit, Vitalität, Ausdauer, Leistungssteigerung, Behebung verschiedener Leiden, (psychischer, körperlicher, geistiger) Störungen und Dysbalancen. Der Gesamtorganismus erfährt eine wunderbare Harmonisierung und Ausgeglichenheit. Er kann richtiggehend »aufatmen«.

Nehmen Sie deshalb in jedes spätere Übungsprogramm immer auch die Nasen(atem)übungen mit auf, üben Sie sie täglich, und achten Sie im täglichen Leben darauf, die **Nasenatmung** zu praktizieren.

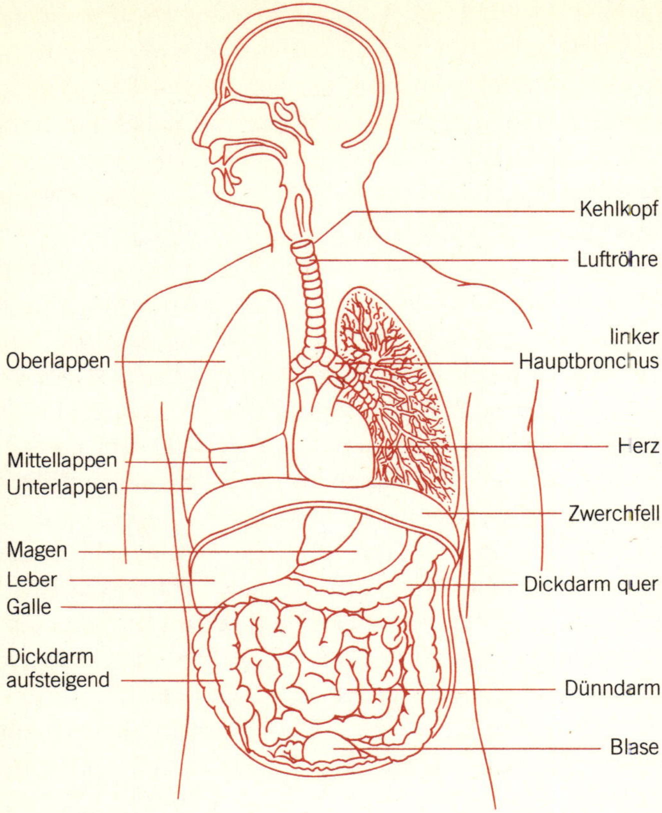

Abb. 2 Atemapparat

Der innere Atemapparat

Mit jedem Atemzug saugen wir Luft in die Lunge ein. Sie gelangt durch Nase, Rachen, Kehlkopf und Luftröhre dorthin. **Die Luftröhre** ist ein von knorpeligen Ringen ummantelter elastischer 10–15 cm langer und 2–2,5 cm weiter Schlauch, der sich in den Brusthöhlen zunächst in den rechten und linken *Haupt- oder Stammbronchus* aufteilt. Diese Bronchusäste sind für den rechten und linken Lungenflügel zuständig und verzweigen sich dort in die *Lappenbronchien* (s. Abb. 2 und 3). Hier an der Lungenwurzel

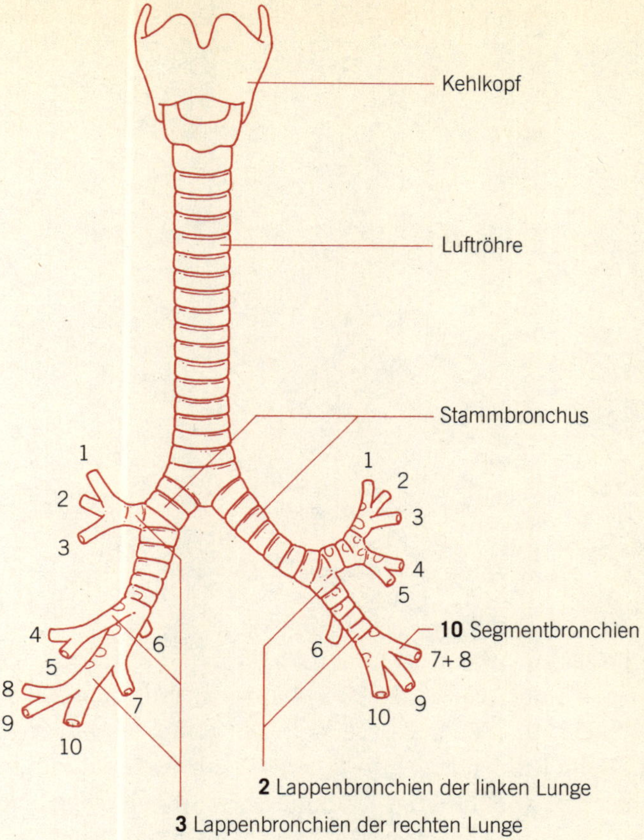

Abb. 3 Bronchialbaum

beginnt der *Bronchialbaum.* Für den rechten Lungenflügel gibt es drei *Lappenbronchien,* für den linken nur zwei. Diese gehen über in *10 Segmentbronchien,* die sich wie die Zweige eines Baumes in immer feinere Äste aufteilen. Die Endverzweigungen werden *Bronchioli,* die allerletzten *Bronchiali terminales* und *Bronchioli respiratorii* genannt. Sie besitzen keine Knorpelstützen mehr, die die Röhren immer offenhalten, doch sind sie reich an glatter Muskulatur, die den Zu- und Abstrom der Luft regulieren. Sie könnendie Röhren verengen, was als Schutzreaktion dienen kann, wenn z. B. schleimhautreizende Stoffe und Gase in die zuführenden

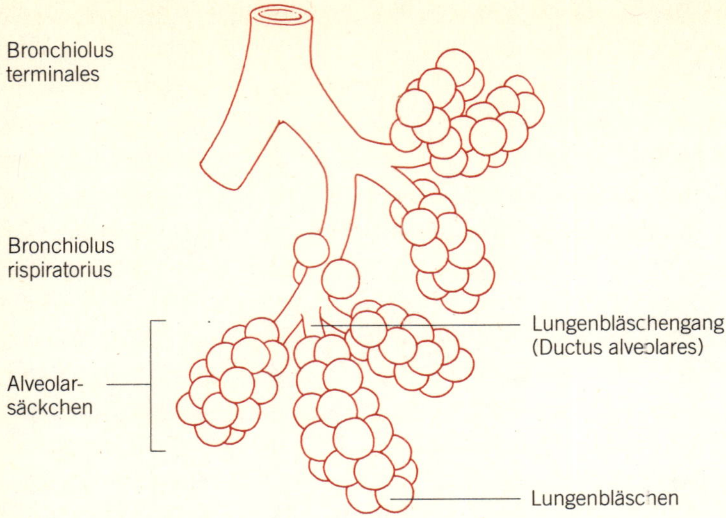

Abb. 4 Endverzweigungen (Bronchioli)

Luftwege gelangen. Dazu gehört der Niesreflex, der eingedrungene Fremdkörper aus dem Nasen-Rachen-Raum entfernt oder der Hustenreflex, der Schleim und Fremdkörper aus den tiefen Atemwegen hinausschleudert. (Beim Bronchialasthma kommt es zur Atemnot aufgrund eines vorübergehenden, anfallartigen Krampfes der Bronchialmuskulatur, woraufhin die Röhren sich spastisch verengen. Außerdem scheidet die Bronchialschleimhaut vermehrt Sekrete aus.)

Die Bronchioli, die letzten Verzweigungen des Bronchialbaumes, gehen in die Lungenbläschengänge über – die sich noch einmal sehr variationsreich 1–2mal teilen können und an denen die sackartigen Lungenbläschen, auch Alveolen genannt, hängen. Alle Alveolen zusammen, die von einem Bronchiolus ausgehen, bilden ein Lungenläppchen (s. Abb. 4). In dem Vergleich mit dem Baum stellen die Lungenbläschen die Blätter dar.

Die Lungenbläschen sind an ihrer Außenseite von kleinsten Blutgefäßen, nämlich den *Kapillaren*, netzartig umsponnen (man denke an ein Spinnennetz), sodaß hier Luftraum und Blutraum aufs engste nebeneinander liegen. Die Alveolen stellen das eigentliche Lungengewebe dar, in denen der Gasaustausch stattfindet.

Der *Gasaustausch* zwischen Lunge und Blut ist möglich, weil zwischen der sauerstoffhaltigen Einatemluft und dem sauerstoffarmen, aber kohlensäurehaltigen Blut, das von den Zellen zu den Lungenbläschen hinfließt, ein *Druckgefälle* besteht. Dieses sucht nach Ausgleich, denn Gase wandern immer von einem Ort höheren Drucks zu einem Ort niedrigeren Drucks. Dieser Vorgang der freiwilligen Vermischung von Stoffen, die miteinander in direkter Berührung stehen, wird *Diffusion* genannt. Dabei besteht in den Alveolen ein erhöhter Sauerstoffdruck, sodaß Sauerstoffmoleküle solange in das venöse Blut überwechseln, bis der Druck zwischen Lunge und Blut angeglichen ist. Mit dem Kohlensäuredruck funktioniert die Diffusion genau umgekehrt. Der Austausch zwischen dem Kohlendioxid und den Abfallstoffen, die vom Blut zu den Lungen und mit der Ausatmung ins Freie befördert werden, und dem Sauerstoff, den die Lungenbläschen durch die Einatmung aufnehmen und der infolge der Diffusion das Blut und in weiterer Folge die Körperzellen versorgt, wird als *»äußere Atmung«* oder Lungenatmung bezeichnet.

Genau wie der rechte und linke Stammbronchus treten an der Lungenwurzel die vegetativen Nerven und zuführenden Blutgefäße, die Arterien ein, während die Venen, die das Blut zum Herzen zurückfließen lassen,austreten. Die Blutgefäße verlaufen entsprechend der Bronchien und kleineren Bronchiolen bis zu den feinsten Lungenbläschen. Blutgefäße, Bronchien, Bronchiolen, Lymphgefäße und Lungenbläschen sind in Bindegewebe eingebettet, das reich an elastischen Fasern ist. Diese Fasern sind bestrebt, die während der Einatmung gedehnte Lunge wieder zu verkleinern und zusammenzuziehen. Die unterstützen also die Ausatmung und können durch Übung (Atemgymnastik) elastischer gemacht oder elastisch erhalten werden.

Die **Lunge** selbst ist ein schwammartiges, elastisches Organ, das vom Lungenfell überzogen ist und das aus dem rechten und linken Lungenflügel besteht. Diese sind der Form der Brusthöhlen genau angepaßt und liegen ihnen so dicht an, daß sie jede Bewegung der Brustkorbwand mitmachen müssen. Dafür verantwortlich ist der *Pleuraspalt* (s. S. 29 ff. über »Mechanischer Vorgang der Atmung«), der ein äußerst schmaler, flüssigkeitsgefüllter Spalt zwischen Lungen- und Rippenfell ist und dadurch beide aneinander haften läßt.

Der knöcherne Brustkorb, der aus den Rippen, der Wirbelsäule und dem Brustbein gebildet wird, grenzt die Lunge ab und bietet ihr zugleich Schutz. Nach unten hin wird die Brusthöhle von dem Zwerchfell abgeschlossen.

Der *rechte Lungenflügel* besteht aus *drei Lungenlappen:* dem Ober-, Mittel- und Unterlappen; der *linke Lungenflügel* besteht aus *zwei Lappen:* dem Oberlappen, dessen unterste Spitze bis zum Zwerchfell reicht und dem Unterlappen (s. Abb. 3, S. 23). Jeder Lungenlappen wird wiederum aus *Lungensegmenten* gebildet, von denen jeder Abschnitt von einem *Segmentbronchus* versorgt wird. Das Verhältnis der Luftkapazität der beiden Lungenflügel beträgt etwa 4 : 3.

Die Zahl der *Lungenbläschen* wird auf 300–400 Mio. geschätzt. Ihr Durchmesser beträgt etwa ¼ mm und ihre gesamte Atemfläche 80–140 m^2 bei mittlerer Einatmung (nach Hermann Lindner: *Lehrbuch der Biologie).* Dies entspricht ungefähr der Größe eines Tennisplatzes.

Die Lungenbläschen müssen gut gepflegt bzw. beatmet werden, da Schäden an ihnen oft nicht wieder gutzumachen sind. Diese Lungenbläschen sind nicht wieder rückbildungsfähig. Beim Emphysem oder der Blählunge bleiben die Lungenbläschen in einer fixierten Einatemstellung, entweder weil zuführenden Atemwege infolge von Schleim verstopft sind, oder durch einen Krampf in ihnen – später schon in den Stimmritzen – der Ausatmung großen Widerstand entgegensetzen. Die Luft kann dann zwar ein-, aber nicht mehr austreten. Allmählich führt die Überdehnung zum *Elastizitätsuerlust des Lungengewebes,* die Scheidewände der Bläschen reißen teilweise und große Blasen entstehen. Die feinen Alveolen gehen allmählich zugrunde. Dadurch verringert sich die Atemfläche. Man muß bei der Behandlung sowie bei der Vorsorge, auf eine lange Ausatmung achten. Auch beim Bronchialasthma ist es das Wichtigste, die Luft langsam, mühelos, drucklos und sanft auszuatmen. Ein weiches Ausatmen mit entspannten Lippen auf ein immer mehr abklingendes »sch« ist hilfreich und wirkt gegen die Verkrampfung in den Bronchien und Lungenbläschen. Die Ausatmung wird intensiver, die eingeatmete Luft und die Überdehnung werden weniger.

Atemgrößen

Ein Mensch in gutem Allgemeinzustand atmet im Ruhezustand etwa 16–20 Mal in der Minute ein und aus. Ein gut durchtrainierter Mensch kann die Zahl der Atemzüge bedeutend verringern, das Atem- und Kreislaufsystem wird viel weniger abgenutzt. Bei schlechtem Allgemeinzustand, seelischer Erregung oder körperlicher Anstrengung erhöht sich die Zahl der Atemzüge. Durch eine gezielte Entspannung können sie in der Minute auf 6–10 gesenkt werden.

Im Ruhezustand befinden sich etwa 2–3 Liter Luft in den Lungen. Jedoch wird davon nur etwa ½ Liter durch das Aus- und Einatmen ausgetauscht. Auch nach der größtmöglichen Ausatmung verbleiben noch 1,2 Liter Luft (Restluft) in den Lungen. Der Gasaustausch wird durch diese Eigenschaft niemals unterbrochen und die Lunge kann nicht zusammenfallen. Strömt also frische Luft ein, vermischt diese sich mit der erwärmten Restluft und bewahrt die Lunge vor Abkühlung in eisiger Kälte. Während die Außenluft 20 % Sauerstoff und 0,03 % Kohlendioxid aufweist, ist in der eingeatmeten Luft – die sich ja mit der Restluft vermischt hat – nur 12–15 % Sauerstoff enthalten, aber 4–5 % Kohlendioxid.

Mit jedem Atemzug nehmen wir in Ruhe etwa 500 ml, also ½ Liter Luft auf. Das ergibt bei 16 Atemzügen folglich 8 Liter pro Minute *(Atemminutenvolumen)*. An dieser Ruheatmung sind aber nicht alle Lungenbläschen beteiligt. Manche Wissenschaftler gehen davon aus, daß nur jede 20. Alveole (Lungenbläschen) beatmet wird. Die volle Ausnutzung der Lunge mit den etwa 350 Mio. Lungenbläschen wird nur durch eine tiefe Atmung mit langen und langsamen Atemzügen erreicht. Bei intensiver Arbeit kann das Atemminutenvolumen auf ca. 60 Liter ansteigen, bei Maximalleistungen auf 140 Liter. Es können also noch zusätzlich 2 Liter mit jedem Atemzug aufgenommen werden. Bei Höchstleistungen steigt die Zahl der Atemzüge an, aber – und das ist wichtiger – auch ihre Tiefe. Wird nur die Zahl der Atemzüge vergrößert, hat die Lunge zu wenig Zeit zum Austausch von Sauerstoff und Kohlensäure mit dem Blut. Außerdem gelangt nicht genügend Sauerstoff bis in die Lungenbläschen. Die Luftmenge, die gerade das zuführende Röhrensystem passiert, kann nicht zum Gasaustausch genutzt werden (Totraum). Bei maximaler Einatmung

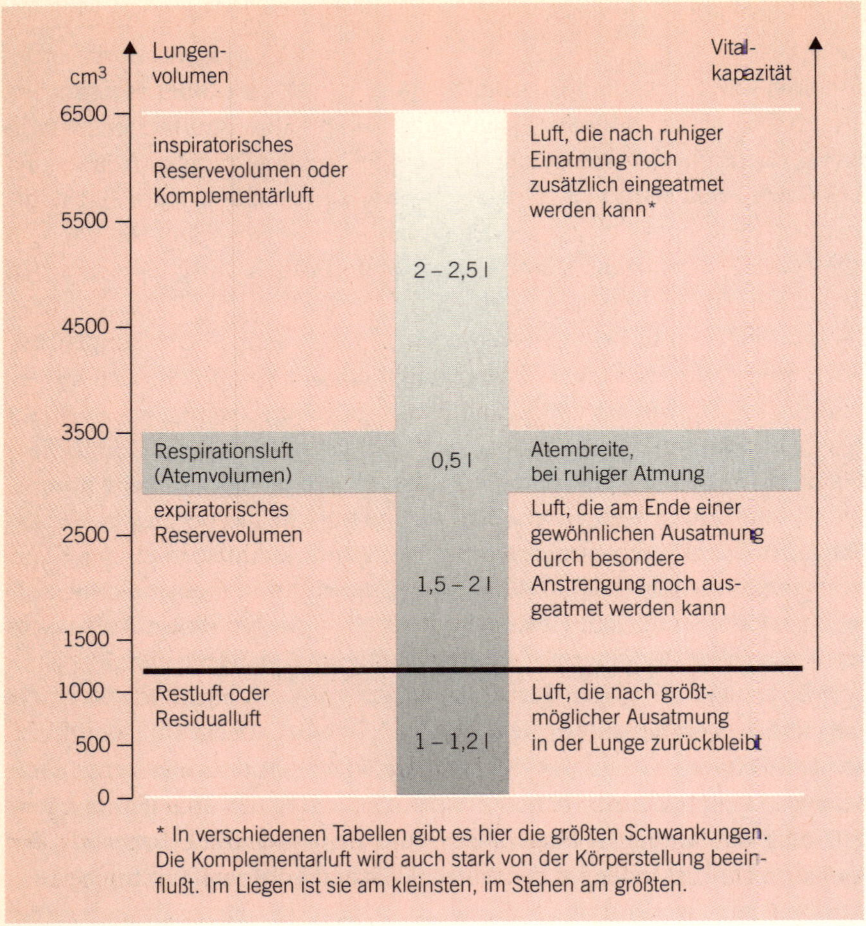

Darstellung der Atemgrößen im Verhältnis zueinander.

kann die zusätzliche Luftmenge *(inspiratorisches Reservevolumen oder Komplementärluft)* auf etwa 2000 bis 2500 ml gesteigert werden. Bei angestrengter oder maximaler Ausatmung können noch 1500 bis 2000 ml Luft aus der Lunge entweichen (expiratorisches Reservevolumen). Insgesamt kann die Lunge also 4–5 Liter Luftpro Atemzug aufnehmen (Vitalkapazität). Mit *»Vitalkapazität«* wird folglich die Gesamtluftmenge bezeichnet, die nach tiefster Einatmung die größtmögliche Ausatmung zur Folge hat. Sie umfaßt das inspiratorische und expiratorische Reservevolumen und die Respirationsluft. Sie ist abhängig von Alter, Geschlecht, Konstitution und Trainingszustand und damit ein Maßstab für unser körperliches Leistungsvermögen. Sportler können eine Vitalkapazität von 5–6 Litern erreichen.

Mechanischer Vorgang der Atmung

Druckunterschied zwischen innen und außen / Druckveränderungen in Lunge und Brustkorb / Pleuraspalt

Die Atembewegung geschieht, indem das Brustkorbvolumen abwechselnd vergrößert und verkleinert wird. Bewirkt wird dieser Vorgang durch die Brustkorb- und Zwerchfellbewegung. Hierfür verantwortlich sind die Atemmuskeln. Damit die Luft in die Lunge gelangt und ebenso aus ihr entweichen kann, muß ein Druckunterschied zwischen ihr und der Außenwelt erzeugt werden. Man kann sich diese Tatsache anhand einer Injektionsspritze klarmachen. Wird der Kolben hochgezogen, vergrößert sich der Rauminhalt, der Innendruck wird niedriger, d.h. es entsteht ein Unterdruck und infolgedessen eine Art Sog. Die Luft wird also angesaugt. Wird danach gegen den Spritzenstempel gedrückt, verkleinert sich der Rauminhalt oder das Volumen. Folgedessen wird der *Innendruck höher als der Außendruck:* Luft (oder ein gedachter Spritzeninhalt) muß entweichen.

Übertragen wir nun diese Mechanik auf die Atmung, heißt das: Wenn der Brustkorb sich erweitert und das Zwerchfell sich senkt, weil die Atemmuskeln tätig sind und kontrahieren, vergrößert sich das Lungenvolumen, und der Druck im Innenraum sinkt. Außenluft wird in die Lunge eingesaugt. Verkleinert sich jedoch der Brustkorb und steigt das Zwerchfell wieder – weil die Atemmuskeln nachgeben –, wird der Innendruck erhöht und folglich Luft ausgestoßen. Dieser Atmungsvorgang wird auch als »Blasebalgschema« bezeichnet (s. Abb. 5).

Die Lunge muß jede Bewegung des Brustkorbs und des Zwerchfells mitmachen; diese Bewegungen zwingen ihr je nach Atemlage die Form

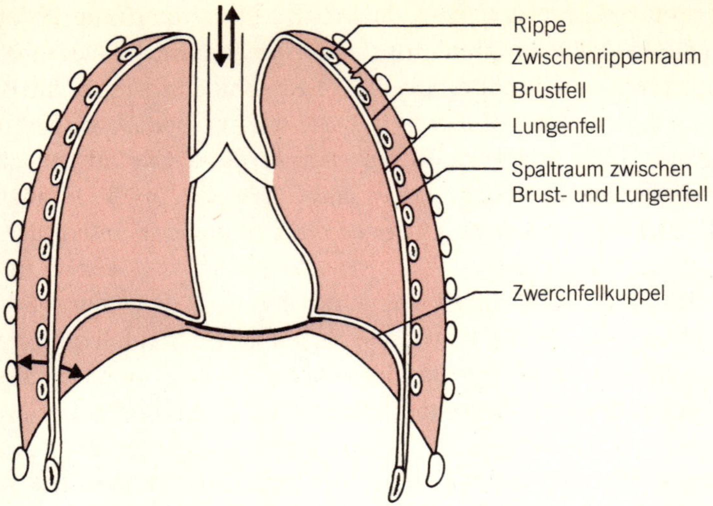

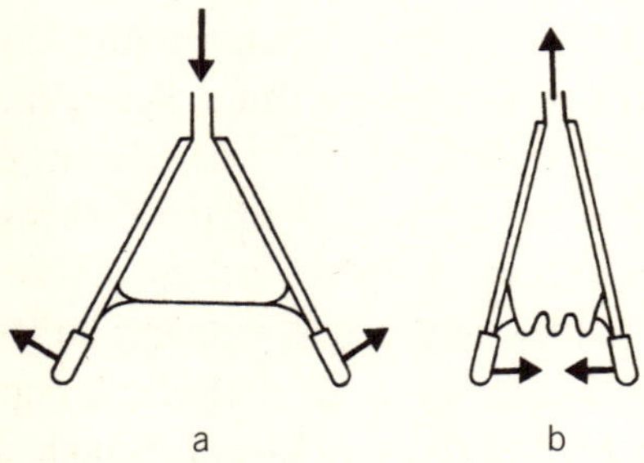

Abb. 5 Das Blasebalgschema der Lunge beim Ein- und Ausatmen
a) Vergrößerung des Brustraumes durch ein Höhersteigen der Rippen und Abflachen des Zwerchfells.
b) Verkleinerung des Brustkorbes durch ein Absinken der Rippen und Nach-oben-wölben der beiden Zwerchfellkuppeln.

auf. Die Lunge selber verhält sich passiv. Sie besteht aus elastischen Fasern, die eigentlich immer das Bestreben haben, sich zusammenzuziehen. D.h., sie müßte an und für sich zusammenfallen. Dann aber hätten wir keine Möglichkeit mehr zu atmen.

Daß wir atmen und daß die Lunge nicht in sich zusammenfällt, bewirkt ein ganz besonderer Mechanismus: Die Lunge steht seit der Geburt und forthin durch das ganze Leben ohne Unterbrechung (!) unter einer steten *Zugspannung.* Zum einen durch den Luftdruck – der dem der Atmosphäre ja immer angeglichen ist und der die Lunge an die Brustwand drückt, zum anderen durch den *Sog des Pleuraspalts,* an den die Lunge aufgrund des Flüssigkeitsfilms streng gekoppelt ist und dem das elastische Fasernetz der Lunge stetig entgegenwirken muß. Je angespannter und gedehnter die Lunge ist, um so mehr nimmt der Unterdruck im Pleuraspalt zu. So beträgt er bei der Ausatmung etwa 6 mmHg und bei der Einatmung etwa 30 mmHg im Durchschnitt. – Der Pleuraspalt befindet sich zwischen dem die Lunge überziehenden Lungenfell und dem die Innenfläche des Brustkorbes auskleidenden Brustfell (der Teil, der die Rippen überzieht, heißt Rippenfell). Er ist ein kleiner, enger, kapillarer Spalt, der nicht mit Luft, sondern mit etwas Flüssigkeit gefüllt ist. In diesem Spalt ist also ein Vakuum oder Unterdruck vorhanden. Die Flüssigkeit darin wirkt wie ein Gleitmittel oder Schmierfilm, der die Pleurablätter so aneinander haften läßt, daß sie wie zwei feuchte Glasplatten zwar gegeneinander verschiebbar sind und aneinander gleiten können, ansonsten aber nicht voneinander trennbar sind. Dieser schmale Zwischenraum ist also ausschlaggebend dafür, daß die Lunge der Brustkorbwand folgen und jegliche Atembewegungen mitmachen muß.

Das *Lungenfell* besteht aus fünf Schichten. Die beiden äußeren stehen mit ihrer Epithelschicht im Dienste der Gleitfähigkeit der Lunge im Pleuraspalt. Die drei inneren Schichten bestehen aus elastischen und kollagenen Netzen. Die letzte Schicht ist mit dem Lungengewebe verknüpft. Das Bindegewebsgerüst der Lunge wird also aus elastischen und kollagenen Fasern gebildet, es gibt aber auch Fasern, die dafür sorgen, daß die Dehnung nur bis zu einem gewissen Grad möglich ist, um sie vor einer Überdehnung zu schützen. – Die Gesamtspannung wird auch auf den Bronchialbaum übertragen. So weiten sich besonders auch die Endverzweigungen der Bronchien, so wie die Alveolen bei der Inspiration (Einatmung).

Während das äußere, wandständige Pleurablatt jede Brustkorb- und Zwerchfellbewegung mitmachen muß, wird das Lungenfell und mit ihm die Lunge durch den Sog des Unterdrucks im Pleuraraum und die Eigenelastizität des Lungengewebes einfach mitgezogen, denn die Lunge kann sich nicht vom Rippen- oder Brustfell abheben oder lösen. Die Lunge muß folglich den Atembewegungen von Brustkorb und Zwerchfell folgen und weitet sich beim Einatemvorgang auf Grund der Erweiterung des Brustkorbes und des Sinkens des Zwerchfells. Dadurch sinkt der Druck im Pleuraraum noch mehr ab, und die Lunge wird nachgesaugt und gedehnt. Ihr Rauminhalt vergrößert sich, wodurch im Innern der Lunge ein Unterdruck (Sog) entsteht, der dafür sorgt, daß Atemluft einströmt.

Für die Atemgymnastik ist die Tatsache sehr wichtig, daß die Lunge stets den Brustkorbbewegungen folgen muß. Spezielle Beweglichkeits- und Dehnübungen für diesen Bereich können die Atmung stark beeinflussen.

Die Atemmuskeln

Die Lungen sind so in den Brustraum eingefügt, daß sie an seinen Wänden fest anliegen und in einem dauernden Spannungszustand gehalten werden. Auch bei tiefster Ausatmung müssen sie den Brustwänden folgen. Man kann sich somit gut vorstellen, daß, je tiefer wir ausatmen, sich die Lungen um so besser entspannen können. Zwischen Lunge und Brustkorb (auch Pleurahöhle genannt) besteht nur ein kleiner kapillarer Spalt, der Pleuraraum, der, wie schon erwähnt, einen Unterdruck oder negativen Druck aufweist. In der Lunge selbst herrscht, genau wie draußen, Atmosphärendruck, bedingt durch die Verbindung zur Außenwelt durch Mundhöhle, Luftröhre, Bronchien und letzten Endes die Lungenbläschen. Dieser äußere Luftdruck preßt die Lunge fest an die Brustwand. Sie paßt sich den Bewegungen des Brustkorbes an.

Erweitert sich der Brustraum infolge der Einatemmuskeln, sinkt der Unterdruck zwischen Lungen- und Rippenfell weiter ab, die Lunge wird nachgesaugt und ausgedehnt. Die Atmungsluft kann durch die Luftwege sogleich in die Lunge nachströmen. Verengen sich die Rumpfwände, zieht sich das Lungengewebe elastisch zusammen, wie ein Schwamm, und die Luft tritt aus. Da die Lunge aber keine Muskulatur besitzt, sind **Atemmuskeln** nötig, die den Brustkorb ausdehnen und weiter verengen.

Die Einatmung geschieht aktiv, indem sich die Einatemmuskeln

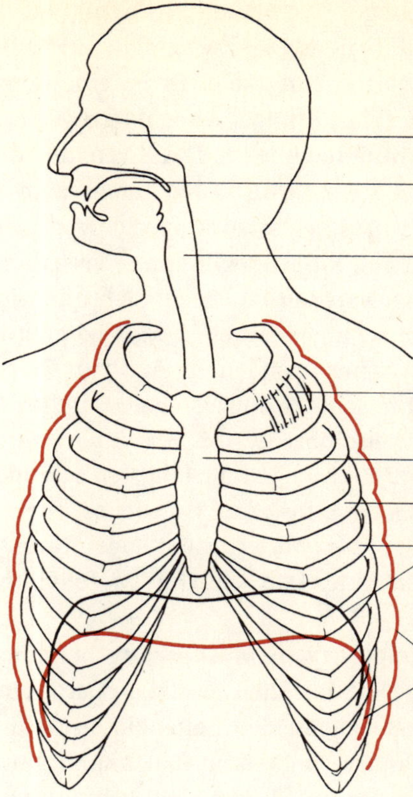

Abb. 6 Das Zwerchfell in Ausatmen- und Einatmenstellung

(Zwerchfell, äußere Zwischenrippenmuskeln) zusammenziehen. Die Ausatmung erfolgt passiv, indem die Einatemmuskeln nachgeben und in ihre Ruhestellung zurückkehren. Sie kann aber verstärkt und vertieft werden durch Ausatemmuskeln, besonders durch die Bauchmuskulatur, die der natürliche Gegenspieler des Zwerchfells ist.

Der Brustkorb weitet und verengt sich beim Atmungsprozeß durch das Spannen und Entspannen der Atemmuskeln. Diese sind das Zwerchfell und die Zwischenrippenmuskeln.

Das Zwerchfell ist der wichtigste Atemmuskel und wird auch als *Dirigent* des Atemvorgangs bezeichnet. Es sorgt hauptsächlich für die Unterlappenbelüftung der Lunge. Dort besteht, in bezug auf die ganze Lunge, der stärkste inspiratorische Sog. Das Zwerchfell wirkt außerdem stark auf die Belüftung der gesamten Lunge ein. Es ist eine dünne Muskelplatte, deren Zentrum eine kleeblattförmige Sehnenplatte bildet: die sogenannte *Zentralsehne* oder Centrum tendineum. Das Zwerchfell durchzieht die gesamte Körpermitte und trennt Brust- und Bauchraum voneinander. Im Mittelteil am Ende des Brustbeins, vorn am Schwertfortsatz und seitlich hinten an den drei unteren Rippenbögen innen verhaftet, ist es am unteren Brustkorbraum angewachsen und zieht sich quer durch den ganzen Körperinnenraum. Sein sehniger Mittelteil wird von der Hohlvene durchbohrt, während durch seinen Lendenteil Aorta und Speiseröhre treten. Das Zwerchfell enthält in seiner Mitte also eine Durchtrittsöffnung für die Hohlvene, Aorta und Speiseröhre (s. Abb. 6, S. 33).

Hinten weist sein muskulöser Teil die längsten Schenkel auf und reicht weiter nach unten als vorne, bis zum 3. Lendenwirbel. Alle Zwerchfellschenkel (feingebündelte Muskelfasern) sind bogenförmig angeordnet und münden in die Sehnenplatte. Der seitliche Zwerchfellteil ist der Fläche nach sein größter Teil.

Oberhalb dieser kuppelartigen Muskelplatte befinden sich *Herz und Lungen*. Während das Herz mit dem Herzbeutel auf dem vorderen Blatt der Sehnenplatte ruht, liegt auf den Seitenblättern ein Teil der Lungen auf. Unterhalb liegen andere Organe im Bauchraum: unter der rechts gelegenen etwas höher gelegenen Kuppel die Leber, und unter der etwas niederen links gelegenen Kuppel *Magen, Darm und Milz*. Die Kuppeln sind in der Mitte durch die Sehnenplatte verbunden, von der aus die verschiedenen Muskelstränge ausgehen.

In Ruhelage ist das Zwerchfell hochgewölbt, wenn es sich zusammenzieht, flacht es ab und senkt sich etwas nach unten. Dadurch hebt es sich von der Brustwand ab und schafft der Lunge Platz, sich nach unten auszubreiten, ja es erzwingt diese Ausdehnung förmlich.

Durch die Auf- und Abbewegung des Zwerchfells bei der Aus- und Einatmung drückt es auf die unter ihm liegenden Organe. Diese werden massiert, zur Arbeit angeregt, besser durchblutet und gereinigt. Die *Verdauung* wird gefordert und der *Darmträgheit* wird entgegengewirkt. Die Leber wird beispielsweise durch die Verschiebung des Zwerchfells bei der

Einatmung nach unten verlagert und vom Zwerchfell gepreßt, das Blut wird herausgedrückt und leichter, es kann vermehrt zum Herzen hinfließen. Gleichzeitig wird das *Herz* durch das sich senkende Zwerchfell mit nach unten gezogen und erscheint länger und schmäler.

Durch die Einatmung und Abwärtsbewegung des Zwerchfells erfolgt also eine Erweiterung und Entlastung des Herzens, aber auch eine Erweiterung des über ihm liegenden Lungenraumes, wodurch die Luft kräftiger und intensiver eingesaugt wird. Beim Ausatmen treten alle Organe in ihre Ausgangsstellung zurück. Jetzt werden Herz und Lungen gedrückt. Das Zwerchfell wirkt also nach unten und nach oben wie eine (hilfreiche) Pumpe.

Für das Herz bedeutet das nicht nur eine wirkungsvolle Massage, sondern auch eine Unterstützung seiner Tätigkeit, denn auch der Umlauf des Blutes in den Adern und Venen wird unterstützt. Außerdem wird die Wand der feinen Blutgefäße geschmeidig gehalten, was eine große Hilfe gegen die Arterienverkalkung bedeutet. Überhaupt fordert eine gute Atmung den Blut- und Lymphrückfluß aus dem Bauchraum zum Herzen, begünstigt die Verdauungsvorgänge und unterstützt vor allen Dingen das Immunsystem. Die körpereigenen Abwehrkräfte werden auf diese Weise gestärkt bzw. gefördert und der Körper vermag sich besser gegen Krankheitserreger etc. zu wehren.

In bezug auf den Kreislauf ist es wichtig zu wissen, daß das höhertretende Zwerchfell bei der Ausatmung Platz schafft im Bauchraum. Dieser erfährt folglich eine Erweiterung. So wird das Blut aus den Beinen vermehrt angesaugt (wichtig bei Krampfadern und Gefäßerkrankungen!), während das Blut, das sich im oberen Teil des Bauches befindet, kräftiger dem Herzen zugetrieben wird. Beim Einatmen hilft das tiefer tretende Zwerchfell das Blut von Kopf und Armen anzusaugen. Es unterstützt also auch die *Kreislauftätigkeit* in hervorragender Weise.

Das Zwerchfell selber ist nach alter chinesischer Lehre das »Meer des Atems«, das Lebenskraft, Energie und Gesundheit schenkt. Die alten Griechen sahen es als »Sitz der Seele« an. Auch in der Atemgymnastik wird ihm natürlich sehr viel Beachtung geschenkt, da es für zwei Drittel der Lungenkapazität verantwortlich ist und für besonders viel Sauerstoffaufnahme sorgt.

Das Zwerchfell wurde leider in unserer westlichen Kultur lange Zeit mehr als vernachlässigt. Das fehlende Training führte zu nachlassender Spannung und Leistungsfähigkeit. Bei nicht wenigen Menschen verkümmerte das Zwerchfell. Man sollte an sich selbst kontrollieren, ob der Bauch sich beim Ein- und Ausatmen bewegt, oder ob die Atembewegung nur im Brustkorbbereich stattfindet. Enge Kleidung und Gürtel können die Zwerchfelltätigkeit erheblich eindämmen und erstarren lassen. Halten Sie sich niemals an das starre Motto: Brust raus, Bauch rein! Denn wenn das Zwerchfell arbeiten soll, muß der Bauch sich bewegen dürfen.

Aus diesen Gründen sollte zu Beginn der Atemübungen zuerst auf das Zwerchfell und die damit verbundene Hauptarbeit am Atemvorgang geachtet werden, so lange (immer wieder), bis der Vorgang automatisch geworden ist und das Zwerchfell seine natürliche, vielseitige und wunderbare Arbeitsweise und -leistung wiedererlangt hat.

Zwischenrippenmuskeln

Diese Muskeln sind für die Brustatmung verantwortlich. Sie sitzen zwischen den Rippen und bewirken ein Heben und Senken des Brustkorbes. Die Brustatmung allein reicht aber für unser Sauerstoffbedürfnis nicht aus.

Ausatemmuskeln

Spezielle Atemmuskeln, die hauptsächlich für die Ausatmung da sind, gibt es nicht, da die Ausatmung durch Entspannen der (Ein-)Atemmuskeln erfolgt. Jedoch existieren für die Ausatmung sogenannte *Hilfsatemmuskeln,* die die Aufgabe haben, die Ausatmung zu unterstützen und zu intensivieren. Dazu gehören die *Bauchmuskeln,* die *Beckenbodenmuskeln,* die auch als *Beckenzwerchfell* bezeichnet werden, und die im Brustkorb gelegenen inneren *Zwischenrippenmuskeln.* (Bei fixiertem Brustkorb sind hierbei noch der vordere Sägemuskel und der große Brustmuskel von gewisser Bedeutung – wichtig vor allem für Asthmatiker.)

Wenn die Bauch- und Beckenbodenmuskeln sich infolge zu geringem Gebrauchs zurückbilden und immer schwächer werden, tritt die Gefahr auf, daß sich zu viel Blut im Becken- und Bauchraum ansammelt. Der Darm entleert sich dadurch schwerer und es können Krampfadern und sogar Ödeme in den Beinen entstehen. Deshalb ist die vertiefte Ausatmung gerade auch bei solchen Stauungen hilfreich.

Beckenzwerchfell

Die Beckenbodenmuskeln schließen das Becken nach unten hinab. Sie stellen eine achtförmige Muskelgruppe dar, die sich bei der Frau um Scheide, After und Steißbein schlingen. Sie sind bei jedem Menschen am Damm zu tasten.

Die Atemdruckwelle pflanzt sich bis zum Beckenboden fort, wenn sie intensiv genug ist. In diesem Fall weitet sich der Beckenboden bei der Einatmung nach außen; besonders bei der aktiven, tiefen Ausatmung zieht er sich (kräftig) zusammen und bewegt sich nach innen, ebenso wie die Bauchwandmuskeln.

Bei ungenügender Beanspruchung verliert das Beckenzwerchfell - so wie das Zwerchfell - seinen Muskeltonus (Spannungszustand) und wird schlaff und leistungsarm. (Eine aktive, tiefe Ausatmung wirkt sich auf diese Muskelgruppe tonussteigernd und kräftigend aus.)

Innere Zwischenrippemnuskeln

Sie liegen zwischen den Rippen und helfen, den Brustkorb zu verengen und verkleinern. Sie ziehen die Rumpfwand zusammen, die Lunge kann so noch mehr zusammengedrückt werden, die Ausatemmenge wird vergrößert.

Die Arbeit der Atemmuskeln am Atemvorgang

Einatmung

Beim Einatmen spannen sich das Zwerchfell und die äußeren Zwischenrippenmuskeln gleichzeitig an. Wenn das Zwerchfell sich in sich selbst zusammenzieht, flacht sich seine nach oben gerichtete Kuppel ab und drängt die Baucheingeweide nach unten. Die Bauchmuskeln werden dadurch gedehnt. Der Lunge wird Platz geschaffen.

Auch die äußeren Zwischenrippenmuskeln ziehen sich zusammen und heben die Rippen, der Brustkorb wird nach vorne und seitlich geweitet.

Sobald der Brustkorb sich anspannt und rundum erweitert wird, müssen die Lungen (infolge des Unterdrucks im Pleuraraum) dieser Bewegung folgen, und es entsteht ein Unterdruck in ihnen. Die Luft wird wie von einem Schwamm von den Lungenbläschen angesaugt.

Bei der Einatmung vergrößert sich also der Brustkorb durch Heben und Weiterstellen der Rippen sowie durch Senken des Zwerchfells. Diesem Vorgang gemäß kann man sagen, daß ein *dreidimensionaler Bewegungsakt* abläuft.

Die Einatmung geschieht immer von unten nach oben. Diesen Grundsatz dürfen wir bei den Atemübungen nicht vergessen. Der Brustkorb, der in etwa die Form einer Glocke aufweist, läßt sich unten besonders weiten. Im unteren Teil der Lunge befinden sich außerdem die meisten und stärksten Bronchialbaumäste. Strömt die Luft ein, wird dieser untere Abschnitt – wie z.B. auch bei einem Eimer, in den Wasser eingelassen wird – zuerst gefüllt. Sodann kann sich der mittlere Raum (Nabel bis Brustkorbmitte) füllen, bis die Luft endlich den oberen Atemraum erreicht (Brustkorb bis Schlüsselbein) und selbst die Lungenspitzen belüftet.

Ausatmung

Die Ausatmung ist eher ein passiver Vorgang, denn sie kommt durch Nachgeben und Entspannen der Atemmuskeln zustande. Die Elastizität der Bänder und Knorpel des Brustkorbes sowie die Eigenelastizität der Lunge und die Schwerkraft genügen, den Brustkorb in die normale Ausatemruhelage zurückzuführen. Beim Ausatemvorgang senken sich die Rippen wieder und lassen den Brustkorb sich verkleinern bzw. verengen.

Die Bauchmuskeln ziehen sich (als Gegenspieler des Zwerchfells) zusammen, der Bauchinhalt wird zurück nach oben gedrängt und gegen das Zwerchfell gedrückt. Die Zwerchfellwölbung breitet sich nach oben hin wieder aus. Infolge dessen wird der Brustkorb von unten her verkleinert, die Lunge folgt diesem Zug und zieht sich elastisch zusammen. Durch den in den Lungenbläschen entstehenden Überdruck wird die Luft aus der Lunge (passiv) herausgepreßt.

Wir können uns diesen Vorgang verdeutlichen, wenn wir an den schon erwähnten Spritzen-Mechanismus denken. Das Zwerchfell stellt den Spritzenkolben dar, der durch Kontraktion der Bauchmuskeln in den

»Spritzenzylinder« des Brustraumes getrieben wird. Die Bauchmuskeln drängen also das erschlaffte Zwerchfell nach innen und oben.

Bei tiefer und tiefster Ausatmung treten zudem die Beckenbodenmuskeln in Tätigkeit und zwingen das Zwerchfell zu einer noch extremeren Ausatemstellung. Außerdem wird sie durch das Anspannen der inneren Zwischenrippenmuskeln verstärkt und vermehrt. Diese senken und verkleinern den Brustkorb noch mehr.

Die Ausatmung ist wichtiger als die Einatmung, denn nur in ein leeres Gefäß kann Neues eingefüllt werden.

Atempause

Nach der Ausatmung sind die Atemmuskeln, die Rippen und das Lungengewebe in ihre Ruhestellung zurückgekehrt. In der Atempause soll dieser Zustand kurz erhalten bleiben: Es ist kein Ton mehr zu hören. Ohne jegliche Aktivität oder Lautbildung strömt der letzte Rest Luft einfach aus. Das Lungengewebe ist so gut wie möglich abgespannt und entspannt, die Zwerchfellkuppel hat ihren höchsten Stand erreicht, das Brustbein und die Rippen sind ganz abgesunken. Nichts wird mehr festgehalten, alles wird der Schwerkraft und der äußerst möglichen Ruhe und Ruhelage überlassen.

Die Lungen sind – so weit es geht – entleert. Wir warten die Atempause ruhig und gelöst ab, bis das Atemzentrum automatisch wieder den Befehl erteilt, einzuatmen. Sodann spannen sich die Einatemmuskeln wieder an.

Die Atempause bedeutet also für die Atemmuskeln und für den ganzen Organismus – auch für Seele und Geist – die Phase, in der sich alles erholt, selbst die Atmung soll sich in dieser Zeitspanne vom Atmen erholen.

Es ist wichtig und wertvoll, die Atempause während des Übens bewußt zu erleben und besonders jetzt zu versuchen, sich selbst, mit allen Muskeln und sonstigen Verkrampfungen (körperliche und seelische) zu entspannen.

Steuerung des Atemvorgangs

Der Atemvorgang wird vom Atemzentrum im verlängerten Rückenmark, und zwar etwa in Höhe des Genicks, gesteuert, überwacht und angeregt. Dort liegen *Nervenzellen* (die Zellen des Atemzentrums), die immer wieder automatisch erregt werden und *Atembewegungen* auslösen. Von ihnen gehen *Impulse* aus, die entweder die Einatemmuskeln aktivieren und zur Dehnung der Lunge, also zur Einatmung führen, oder im anderen Fall die Ausatmung veranlassen und auf die Einatemmuskeln lähmend wirken. Bei Erhöhung des CO_2-Spiegels im Blut verstärkt sich also ihre Tätigkeit, während sie im umgekehrten Fall erschlaffen.

In der Lunge sind Dehnungsfühler oder *Dehnungsrezeptoren* vorhanden, die vermehrt Impulse zum Atemzentrum senden, je mehr die Lunge gedehnt ist. Das hat zur Folge, daß die im Atemzentrum sich befindenden verantwortlichen Nervenzellen für die Einatmung gehemmt werden, während diejenigen für die Ausatmung eine Anregung erfahren. Nach Beendigung der Dehnung der Rezeptoren werden wieder die Nervenzellen erregt, die für die Einatmung verantwortlich sind.

Zusätzlich zu diesem Mechanismus gibt es noch zwei andere Rückkoppelungssysteme, das sind sich selbst regelnde Vorgänge, die automatisch ablaufen. Dabei wird entweder die Kohlensäurespannung oder der Sauerstoffspiegel im Blut von sogenannten Chemorezeptoren (sie reagierenauf chemische Veränderungen und Schwankungen im Blut, verarbeiten einen Reiz und setzen ihn in Nervenerregung um) gefühlt oder gemessen, wodurch die Ein- und Ausatmung entweder beschleunigt oder verlangsamt wird. Diese Rezeptoren befinden sich in der großen Körperschlagader, der Aorta, und in Gefäßen, die in der Halsschlagader liegen sowie im Gehirn in der Nähe des Atemzentrums.

Die Arbeit der Chemorezeptoren

Ist die Sauerstoffspannung oder der Sauerstoffgehalt im Blut zu niedrig, führt dies zu einer gesteigerten Atmung, und zwar so lange bis der Sauerstoffspiegel wieder normal, also ausgeglichen ist.

Ist die Kohlensäurespannung oder der Kohlensäuregehalt im Blut zu hoch (besonders nach gesteigerter geistiger oder körperlicher Arbeit, oder auch in den Verdauungsorganen beim Verdauungsprozeß) wird das Atemzentrum gereizt und dazu angeregt, seine Befehle öfter an die Atemmuskeln zu erteilen. Die betreffenden Gehirnzellen reagieren also empfindlich hinsichtlich des Kohlensäurespiegels im Blut. Erhöhte CO_2-Spannung stellt einen wesentlichen stärkeren Atemantrieb dar als eine Erniedrigung der O_2-Spannung. Ist dieser erhöht, z.B. bei vermehrter körperlicher oder geistiger Arbeit, bei Anstrengung, Angst, Ärger, Streß oder einfach bei Stoffwechselsteigerung, wird der Sauerstoffgehalt mangelhaft und vor allem der CO_2-Gehalt erhöht. Es entsteht ein gesteigerter Lufthunger, das Atemzentrum wird angeregt, durch Nervenstränge Impulse zu den Atemmuskeln zu senden. So gibt das Atemzentrum Impulse an den *Nervus phrenicus* weiter, der das Zwerchfell antreibt, ebenso zum *Nervus vagus,* der die Bronchien versorgt, zum *Nervus facialis,* der die Nasenflügel weiterstellt oder bei Bedarf den Mund öffnet. Es ist besser, die Atemtiefe zu vergrößern, als die Atemfrequenz zu steigern, also nicht die Zahl der Atemzüge erhöhen und dadurch hastiger und schneller atmen.

Besteht ein Überangebot an Sauerstoff und somit ein CO_2-Mangel (z. B. nach Hyperventilation, d.h. nach übermäßiger Atmung), kommt es zur Atemruhe oder zum Atemstillstand.

Ist im Blut der O_2- und CO_2-Spiegel im Gleichgewicht, entstehen rhythmische Reize, die eine normale, ausgeglichene Atemtätigkeit zur Folge haben. Der Atemvorgang geschieht vor allen Dingen unwillkürlich. Da er automatisch abläuft, atmet der Mensch auch im Schlaf oder im ohnmächtigen Zustand weiter. Aber die Atmung kann auch willentlich beeinflußt werden, das machen wir uns in der Atemgymnastik zunutze.

Richtige Ein- und Ausatmung

Die richtige Einatmung zeichnet sich durch den Gebrauch der *Nasenatmung* aus. Die Nasenflügel werden dabei durch den Atemsog vorne leicht angesaugt. Der Strömungswiderstand ist durch den besonderen Aufbau der Nasenwege vergrößert. Durch den erhöhten Einatmungswiderstand kommt es zu einem vergrößerten Unterdruck im Brustraum, wodurch der Sog vertieft und der venöse Rückstrom des Blutes begünstigt wird.

Der Atemstrom wählt den längeren und gewunderen Atemweg und kommt langsam und gereinigt in den Lungen an. Der Atem hat auf diese Art *genügend Zeit,* sich in den Lungenbläschen auszubreiten und in das Kapillarblut einzudringen. Das Blut wird bei der langsamen, tiefen, längeren Einatmung mit mehr Sauerstoff gesättigt und gleichzeitig aber auch von dem Abfallprodukt Kohlendioxid in vermehrtem Maße befreit. Weiterhin verbleibt dem Blut mehr Zeit, bis in die Zellen der entferntesten Körperstellen zu gelangen und zu wirken.

Dann wird der Atem einfach losgelassen. Langsam und sanft strömt er den Weg zurück und wird durch den leicht geöffneten Mund zwanglos herausgelassen. Um den Atemstrom günstig zu dosieren, also zu verlangsamen und zu verlängern, hat es sich bewährt, entweder durch die Lippenbremse auszuatmen (die Lippen sind nur einen Spalt geöffnet), auf-Zischlaute wie »sss«, auf ein sanftes »sch« oder Konsonanten wie »t« oder »pfff«. Der Ausatemstrom klingt langsam und stetig immer mehr ab. Das Geräusch läuft ununterbrochen weiter, wird aber leiser und leiser. (Atempause.) Die sogenannte Atemstille dauert so lange, bis der Körper von selbst nach der Einatmung verlangt. Oberstes Gebot hierbei und überhaupt bei der Atmung: nichts forcieren; ohne Druck, Gewalt oder Kraftaufwand atmen. Das Atmen soll nicht erzwungen werden, sondern der Atem kommt und geht in rhythmischer Weise. Nur so wird unser eigener natürlicher Atemfluß nicht gestört, es entstehen keine »Wirbel« oder Drucksteigerungen in den Bronchien und keine Verspannungen. Beim Atmen und bei den Übungen sollen wir innerlich ganz gelöst sein, sodaß der Atem frei und ungehindert fließen kann.

> *Der Schwerpunkt des Atemvorgangs* ist immer auf die *Ausatemphase* zu legen.
> Die *Qualität der Einatmung* ist vollständig von der Art und Weise der vorangegangenen Ausatmung abhängig.

Der ganze Rumpf ist an dem dreidimensionalen Atemvorgang beteiligt. Der Rücken streckt sich. Gleichzeitig dehnen sich die Lenden, die Bauchmuskeln und der Brustkorb aus, indem sie der einströmenden Luft nachgeben. Schultern und Gesicht sind dabei ganz entspannt. Wir können uns dabei vorstellen, daß wir einen Gürtel, der in Höhe des Bauchnabels angelegt ist, sprengen wollen und daß wir uns vom Scheitel her nach oben in die Länge schieben. Zugleich versuchen wir in Gedanken, den untersten Teil der Wirbelsäule nach unten hin wachsen zu lassen. Die Hände (im Stehen) bzw. die Ellenbogen (im Sitzen) empfinden wir als schwer zum Boden hin ziehend (das entspannt den Schultergürtel). Die Rippen weiten sich wie bei einer Ziehharmonika.

Beim Ausatmen, wenn die Atemmuskeln nachgeben, lassen wir auch die Rippen los, während die Luft entweicht und wir »leer« und schmal werden.

Falsche Atmung

Die richtige Atmung ist das A und O im Leben und natürlich auch in der Atemgymnastik. Wir sollten aber auch kurz die Möglichkeit zur falschen Atmung antippen, um sie sofort erkennen und beheben zu können, falls wir in Gefahr sind, in eine falsche Atmungsweise zu verfallen.

Infolge von muskulären Verspannungen, Haltungsfehlformen und dergleichen kann der Atem nicht ungehindert fließen. Wir müssen lernen, solche Atemhindernisse oder -blockierungen zu erfühlen, um sie bewußt aufheben, ja beatmen und somit lösen zu können. Der grundlegendste Fehler der falschen Atmung besteht also darin, den *Atem nicht zu beachten.* – Häufig atmet der heutige, bewegungsarme Mensch viel zu kurz, hastig, rasch und einfach zu oberflächlich. Es fehlen ihm ja schließlich oft die Bewegungsreize, die unsere Atmung vertiefen und somit alle Atemräume ausnützen. Je flacher wir aber atmen, um so flacher – manchmal sogar eingesunkener – bleibt die Brust. Brustkorb und Lunge bleiben klein und schwach. Sie dehnen sich nie richtig aus, ziehen sich auch nicht vollständig zusammen und verrichten keine größtmögliche und intensive Arbeit.

Dadurch verkümmern sie und werden anfällig für Krankheitserreger, Bazillen, Viren – die mit jedem Atemzug in unsere Bronchien strömen – also für eine Vielzahl von möglichen Krankheiten. Auf das Zwerchfell wird nie der gehörige Druck ausgeübt, sodaß dieses wiederum nicht auf die umliegenden Organe wie Herz, Lunge, Leber, Bauchspeicheldrüse, Magen, Darm etc. einen Reiz ausüben kann. Dem kurzen, schwachen Atem bleibt keine Zeit zur Durchdringung. Manche Lungenbläschen mit ihren Kapillaren verkümmern. Der Sauerstoff, der in das Blut übergeht, reicht nicht aus, um zu den entferntesten Körperstellen und Organen leicht und locker zu gelangen.

Gerade in der heutigen Zeit, wo viele Menschen stundenlang in einer ungesunden Haltung vor dem Schreibtisch sitzen oder vor dem Fließband stehen und sich kaum noch körperlich anstrengen, braucht der Atem Beachtung, Bewußtheit und auch Training.

Die falsche Atmung ist also die schwache, flache, oberflächliche, kraftlose, unbeachtete, aber auch die **paradoxe Atmung**. Bei der paradoxen Atmung kommt es zu einer Fehlbewegung des Brustkorbes. Beim Einatmen werden die Rumpfwände eingezogen, anstatt erweitert und umgekehrt. Es kann auch sein, daß das Zwerchfell bei der Einatmung sich passiv aufwärts bewegt, statt sich aktiv zusammenzuziehen und zu senken.

Eine falsche Atmung entsteht ebenfalls durch das Anspannen sogenannter Atemhilfsmuskeln: der Muskeln des Schultergürtels, des Halses und der Wirbelsäule. Dabei werden die Schultern, das Schlüsselbein und die Rippen hochgezogen.

Sobald der Atem herausgedrückt oder gepreßt wird oder wenn sich die Nasenflügel beim Einatmen weiten anstatt verengen, liegt eine Atemfehlform vor. Desgleichen, wenn wir mehr einatmen als ausatmen. Denn das führt nur zu einer Überdehnung der Lungenbläschen, die letztendlich reißen können. – Schon eine kleine Menge Luft genügt, den Körper mit Sauerstoff zu sättigen. Jedoch ist es wichtig, daß durch eine lange Ausatmung genügend Kohlendioxyd ausgeschieden wird.

Ein grober Fehler, der auch zur falschen Atmungsweise gehört, ist das Atemanhalten. Dadurch entsteht ein Überdruck, der für die Atemmuskeln, Lungen und Bronchien sehr schädlich ist. Das Gewebe kann sich dabei nicht genügend entspannen, sondern muß in einer gespannten Einatemstellung verharren. Außerdem wird der Gaswechsel durch den Überdruck in der Lunge gedrosselt.

Die Atemgymnastik

Praktisches Vorgehen, Ziele und Auswirkungen der Atemgymnastik: Geistige und körperliche Vorbereitung

In der Atemgymnastik wird der ganze Mensch angesprochen, in seiner Einheit als Körper, Geist und Seele. Der Atem, der auch als »Motor des Lebens« bezeichnet werden kann, versorgt nicht nur den Körper mit Sauerstoff, sondern wirkt sich auch auf das Seelen- und Gefühlsleben aus. Die Atmung geschieht normalerweise *unbewußt,* aber im Gegensatz zu den anderen vegetativen Körperfunktionen (dem Willen nicht unterworfen) ist es möglich, die Atmung auch willentlich zu steuern. Dadurch nimmt sie eine Sonderstellung ein und ermöglicht uns einen Zugang zum vegetativen Nervensystem und der Beeinflussung verschiedener Störungen.

In der Atemgymnastik geht es also zuerst darum, den Atem *bewußt* zu machen. Der Mensch findet dadurch wieder mehr zu sich selbst zurück und erhält ein besseres Körpergefühl und Körperempfinden. Der oft zu kurz gekommene, eingezwängte und geringe Atem gewinnt mehr Bewußtsein und dadurch schöpferische und geistige Kraft. Durch entspannende Lagerungen und auflockernde Bewegungen können wir lernen, den Atem wieder zu spüren und zu erleben sowie ihn sich ausbreiten und entfalten zu lassen.

Ein weiteres Ziel der Atemgymnastik ist die Entwicklung, Schulung und *Pflege des Atemapparates*. Dieser kann völlig vernachlässigt, erstarrt, erschlafft oder sogar verödet (weil teilweise ungebraucht) sein, durch Übung und Bewußtheit jedoch erreicht er eine optimale Spannkraft mit schnellen Reaktionen, gutem Leistungsvermögen und Ausdauer. Die oberen und unteren Luftwege sollen gereinigt und rein gehalten werden durch Übungen mit einer verstärkten bzw. verlängerten Ausatmung. Dadurch werden Ablagerungen und Schlacken besser und vermehrt abtransportiert und ausgeschieden. Es bleibt mehr Zeit für den Gasaustausch. Das Gewebe kann mit Nähr- und Aufbaustoffen genügend versorgt werden. Außerdem werden in der Atemgymnastik sämtliche *Atemmuskeln* und solche, die mit dem Atemapparat zu tun haben gestärkt. Schwache und schlaffe Muskeln verhindern eine tiefe Atmung. Genauso viel Wert wird aber auch auf die Auflockerung und Geschmeidigmachung von Muskeln und Gewebe gelegt. Dies erreichen wir durch Beweglichmachungs- und Dehnübungen, die zudem gezielt helfen, die *Atemräume zu vergrößern.*

Weite Atemräume empfindet man als leichter und freier, und sie können besser erfühlt werden. Sie bedeuten immer eine Atemvertiefung und gleichzeitig eine Entfaltung der Lungenkapillaren, sodaß die Austauschfläche in der Lunge vergrößert wird. Bei normaler Atmung werden niemals alle Lungenbezirke in Anspruch genommen. In der Atemgymnastik und während konditionssteigernden Übungen können die Atemräume optimal genutzt werden.

Der Mensch hat die Möglichkeit, tief zu atmen oder nur oberflächlich, ungenügend, kümmerlich Luft zu holen. D.h. bei der ersten Möglichkeit, daß die ganze Lunge mit frischem Sauerstoff gefüllt wird oder anderenfalls, daß nur minimal Sauerstoff eingeatmet wird und eine große, gehaltlose, verbrauchte Restluftmenge zurückbleibt. Der eingeatmete Sauerstoff kann bestens verwertet werden, sodaß jede Zelle mit diesem lebenswichtigen und reinigenden Aufbaustoff versorgt wird, aber er kann auch nur kurz und kraftlos eingesogen werden und gerade das notwendige Bedürfnis decken. Der Sauerstoff ist für den Muskel lebensnotwendig, weil durch ihn die Nahrung im Blut umgesetzt wird in Energie, Bewegung und Wärme.

Insgesamt zielt die Atemgymnastik also auf eine verbesserte *Atemtechnik* in einem *natürlich geformten Atemapparat* ab. D.h., daß die die Lunge betreffenden Muskeln so trainiert werden, daß sie einen großen Atemraum schaffen und daß auch das Gewebe in diesem Bereich gut dehnbar ist, mitsamt dem Lungengewebe selber. Die körperliche Haltung weist eine bessere Form auf – die Stützmuskulatur wird geübt – und unterstützt die Atmung, anstatt – wie es bei Fehlhaltungen (sehr wichtig:

z. B. die gewohnheitsmäßige Haltung am Arbeitsplatz) oft der Fall ist – diese zu behindern. Beim Ausatmen drängen die Atemmuskeln, unterstützt von dem elastischen Lungengewebe und der Brustwand, die Luft leichter und vollständiger gegen den atmosphärischen Luftdruck hinaus.

Die Atemtechnik wird in der Atemgymnastik so verbessert, daß die Ausatmung länger und dadurch die *Restluft in der Lunge verkleinert* wird. Der Lungenraum wird also besser ausgenutzt und verkümmert nicht stellenweise. Dadurch vergrößert sich das uns zur Verfügung stehende und verwendbare Luftvolumen und somit die *Vitalkapazität.* Der Mensch hat mehr Sauerstoff zur Verfügung, wird leistungsfähiger, energievoller und entwickelt mehr Abwehrkräfte. – Natürlich kann die Vitalkapazität nicht über eine unendlich lange Zeit duchgehalten werden. Deshalb ist es wichtig, die *Ausdauerfähigkeit* der Muskeln durch regelmäßige Inanspruchnahme derselben über eine längere Zeit hinweg (kann gesteigert werden) zu üben. Ein regelmäßig durchgeführtes Atemgymnastikprogramm, vielleicht verbunden mit einem Waldspaziergang oder -lauf, kann auch hier gewinnbringende und erfolgreiche Ergebnisse erzielen.

Atmung und Körperhaltung

Bevor wir die normalen Atembewegungen und den Atemweg bewußt erspüren, müssen wir uns ein klares Bild von einer anatomisch guten Haltung und ihrer eventuellen nötigen Korrektur machen. Es ist eine nicht zu vergessende Tatsache, daß richtige Körperhaltung und richtige Atmung unweigerlich zusammengehören.

Ein Körper, der sich in harmonischem Gleichgewicht befindet, besitzt elastische Muskeln, Bänder, Sehnen und Gelenke. Sie sind nicht starr und steif, aber auch nicht schlaff. Die Organe sind nicht eingeengt und die Blutzufuhr wird nicht behindert. Auch die Atmung wird nicht durch Muskelverspannungen blockiert. Der Atem durchfließt frei die gelöste Muskulatur. Für die ausgeglichene Haltung ist ein guter Trainingszustand des Körpers, seiner Muskeln, Sehnen, Bänder und Gelenke wichtig.

Die richtige Haltung

Sie muß elastisch und federnd sein und doch fest und voll lebendiger Spannkraft. Bei einer guten Haltung ruhen alle Gelenke übereinander, also Fußgelenke, Hüftgelenke und Schultergelenke. Der Kopf thront über den Gelenken und ist nicht nach vorne oder hinten gerichtet. Die Fußballen bieten die nötige Grundlage. Die Wirbelsäule zeichnet sich durch eine ausgewogene Doppel-S-Form aus. Man kann sie sich als eine Feder oder Säule vorstellen, die aus lauter im Gleichgewicht übereinanderstehender Bausteinen besteht. Wird ein Stein verschoben, verändert sich der Körperschwerpunkt; es entstehen Fehlspannungen, Haltungsschwächen oder -fehler. Auf eine gute ausgewogene, korrigierte Haltung sollte deshalb täglich geachtet werden, gerade auch in den Alltagsbewegungen, die wir häufig ausführen und in Ruhehaltungen, die wir immer wieder einnehmen.

Die richtige Haltung sollte in allen möglichen Lagen geübt werden. Anfangs ist es hilfreich, sie sich in Gedanken vorzustellen, und zwar so, als ob eine Linie vom Scheitel durch den Körper bis zu den Füßen hinunterzöge. Diese Linie sollte im Lot sein und überall durch den Körpermittelpunkt führen. Der Einfluß der Haltung auf Zwerchfell, Brustkorb, Bauchatmung, Brustkorbatmung und natürlich auf die Lungen ist äußerst groß. Eine schiefe Haltung z.B. läßt das Zwerchfell einseitiger arbeiten, die Muskulatur auf der einen Seite der Wirbelsäule ist verhärtet, schlecht durchblutet, und die Lunge kann sich hier schlechter ausdehnen. Außerdem können bei Fehlhaltungen die am Brustkorb ansetzenden Muskeln nicht als Atemhilfsmuskeln ausgenützt werden, da sie vollständig zur Stabilisierung der Körper(fehl)haltung eingesetzt werden müssen.

Ein Hohlkreuz läßt den Bauch hervorstehen, und die Bauchwand wird nach vorne überdehnt. »Die erschlaffte Bauchdecke zieht das Zwerchfell in die Tiefe« und »Durch den verminderten Bauchdruck entstehen auch Herz- und Kreislaufstörungen.« Oft kommt es sogar zu einer paradoxen Atmung, bei der das Zwerchfell in den Brustkorb hochgezogen wird.

Haltungsübung im Liegen

Rückenlage: das Kreuz und die Halswirbelsäule nach unten gegen den Boden drücken. Der Kopf wächst nach hinten, während wir langsam ausatmen. Dann die Spannung lösen und frei und gelöst den Atem kommenlassen.

Haltungsübung im Stehen vor einer Wand

Die Füße stehen 20–30cm von der Wand weg.

Den Oberkörper locker vorfallen lassen. Darauf achten, daß das Gesäß Kontakt zur Wand behält. Den Rumpf von unten her langsam Wirbel für Wirbel aufrichten: zuerst das Kreuz (Bauch- und Gesäßmuskeln anspannen), dann die Brustwirbelsäule und schließlich die Halswirbelsäule. Dabei versuchen, die Wirbelsäule auseinanderzuziehen. Der Kopf (der verlängerte Nacken) schiebt nach oben. Daran denken, daß die Wirbelsäule immer das Bestreben hat, sich in die Länge zu ziehen.

Haltungsübungen im Stehen

Die Beine stehen hüftbreit auseinander, die Füße zeigen nach vorne. Auf den Füßen leicht vor- und zurückpendeln. Das Gleichgewicht wird dabei fein ausbalanciert. Die Haltemuskeln verrichten ihre Arbeit, ohne überspannt zu sein. (Zu den Haltemuskeln zählen bekanntlich die Bauch-, Gesäß- und Rückenmuskeln.) Sie weisen bei dieser Übung einen optimalen Spannungszustand, also Muskeltonus auf. Der ganze Körper bildet dabeivon den Fersen bis zum Scheitel eine Linie.

Atmung und Entspannung

Angst vor Bestrafung hemmt schon das Kleinkind in seinen Handlungen und Verhaltensweisen. Gefühle, Wünsche, die das Kind und später der Erwachsene sich nicht mehr getrauen auszudrücken – aus Angst vor einer Strafe – führen zu Verspannungen. Denn die Entladung der durch Emotionen freigewordenen Energie wird abrupt gestoppt. Der Atem, der von Gefühlsregungen stark beeinflußt wird, wird angehalten.

Beschäftigt man sich mit unserer Vorzeit, fällt als erstes auf, daß die Menschen ganz anders lebten als heute. Während die jetzige zivilisierte Menschheit sich mit einseitigen und bewegungsarmen Berufen abgeben muß, aber unter einem ungeheuren Leistungsdruck lebt, der zudem dauernd fortbesteht und nicht abgebaut wird, waren unsere Vorfahren Sammler, Jäger, Wanderer und lebten von ihrer Beweglichkeit, Kraft und Geschicklichkeit. Wurden sie von einem wilden Tier oder Feind bedroht, reagierten sie mit Angst und der gesamte Organismus stellte sich darauf ein. Energien wurden mobilisiert für die Flucht oder den Kampf. Der Körper wurde aufgeladen und geriet in einen den Organismus rasch verändernden und reaktionsbereit machenden Spannungszustand. Herz und Atmung arbeiteten vermehrt, um die Muskeln mit Sauerstoff zu versorgen, aber die für Kampf und Flucht unwichtigen Körperfunktionen wie z.B. die Verdauung wurden gedrosselt. Unsere Vorfahren gebrauchten alsbald die nun frei gewordenen Kräfte und Energien. Es kam zu keinem Kräftestau, sondern zur Entladung und somit zum Spannungsausgleich. Die Angst hatte also eine lebenswichtige Funktion für den primitiven Menschen. JOHN SELBY, *Atmen und Leben.* (Geb. 1945 in Kalifornien. Er widmete sich dem Studium der Bioenergetik) schreibt: »Angst ist ein energieaufladendes Einatmen, das in ein kraftvolles Ausatmen übergeht.« An anderer Stelle: »Wir sehen, daß Angst unmittelbar verbunden ist mit einer entsprechenden Änderung des Atemverhaltens. Angst ist ein Einatmen, ein Aufladen des Körpers mit dem notwendigen Sauerstoff, den die Muskeln für kraftvolle Tätigkeit brauchen.«

Weinen, Lachen, Schreien lockern auch Spannungs- und Angstzustände. Aber im großen und ganzen hat der Mensch heute viel zu wenig Möglichkeiten, seine Spannungen abzubauen. Hinter dem Schreibtisch kann er sich kaum bewegen, zu viele Empfindungen zeigen ist verpönt. Jedoch befindet er sich in dieser schnellebigen und leistungsbetonten Zeit in einem permanenten Spannungsdruck und ist äußerst überreizt. Für den Körper heißt das, daß das Herz dauernd gegen zu große Widerstände arbeiten muß und der Blutdruck ständig erhöht ist. Herzanfälle waren früher seltener, heute gibt es sie sehr häufig. Die Atemfrequenz ist oft erhöht, der Atem fließt nicht leicht und locker, sondern wird gepreßt.

Der Mensch in dieser Zeit, der ständig mit allerlei Bedrohungen konfrontiert wird, kommt kaum noch dazu, alle seine Kräfte aufzubieten und auszuleben, die Bedrohung zu bekämpfen oder vor ihr wegzulaufen. Muskeln werden angespannt, aber nicht eingesetzt. Verspannungen entstehen und verhärten sich immer mehr. Aus der Anspannung wird eine

Verspannung, die den natürlichen Atemfluß in zunehmendem Maße blockiert.

In diesem dauernden Spannungszustand hilft nur noch eine gut erlernte Entspannung. In der Entspannung wird das vegetative Nervensystem günstig beeinflußt. Durch den Parasympathikus werden die Vorgänge gefordert, die der Erholung, der Beruhigung, der Ausgeglichenheit und dem Wiederaufbau bzw. der Arbeitsbereitschaft dienen. Der Mensch wird dabei insgesamt ruhiger, die Herzschläge normalisieren sich oder werden weniger. Herz, Blutgefäße und andere Organe erholen sich, werden weniger abgenutzt. Die Atmung verlangsamt, wodurch Lunge, Bronchien und Atemmuskeln weniger beansprucht werden, Krämpfe und Verengungen lösen sich. Der Körper kommt mit weniger Sauerstoff aus. Alle Organe und Zellen werden geschont. Dr. JACOBSON hat herausgefunden, daß ein guter körperlicher Entspannungszustand Angst, Wut und Depressionen vertreibt oder erst gar nicht aufkommen läßt. Das Sich-Entspannen, Sich-Loslassen haben wir fast alle leider ganz verlernt. Wir müssen es erst wieder lernen und nur durch geduldiges und anhaltendes Üben werden wir diese Aufbaukraft der Ruhe, diesen wohlempfundenen Spannungsausgleich und die Harmonisierung unseres ganzen Organismus, auch des Atemapparates wieder kennenlernen.

Entspannung bedeutet die Muskeln zu entkrampfen und die Psyche, die Nerven und den Geist zu beruhigen. Sie bewirkt eine Verbesserung der Dehnungs- und Spannungsfähigkeit des gesamten Bewegungsapparates und der inneren Organe, sodaß auch die Atmung sich gelöst und ruhig fließend entfalten kann, ohne von Widerständen behindert zu werden. Die Entspannung macht uns fähig, ein Optimum an Leistung zu vollbringen mit einem Minimum an Kraftaufwand, weil wir mit den Körperkräften wirtschaftlich haushalten.

Dies erreichen wir dadurch, daß wir die Spannungen erst einmal *wahrzunehmen* lernen. Erst dann ist es uns möglich, die Spannung *loszulassen.* Auch in alltäglichen Bewegungen und Haltungen ist es nötig, uns selbst korrigieren zu lernen, damit wir uns nicht unnötig verspannen und Fehlspannungen abbauen können.

Nachdem wir die verschiedenen Spannungsverhältnisse in unserem Körper kennengelernt haben, können wir dies auch aktiv verändern und regulieren. Da wo wir Verspannungen spüren, können wir noch mehr loslassen, hergeben, abgeben. ALICE SCHAASCHUCH schreibt in ihrem Buch *Der atmende Mensch:* «In gelöstem Zustand sind die Zellen durchatmet, die Gewebe durchströmt, der Körper hat ein anderes spezifisches Gewicht« oder an anderer Stelle: »Verspanntes Gewebe ist (dagegen) hart, plump, unelastisch. Es versteift den Menschen und blockiert seine Bewegungs- und Atemmöglichkeiten. Gerade auch die Gewebehülle um den Atemraum darf nicht geschnürt oder gepreßt sein, sondern soll jegliche Atemfreiheit erlauben.

Wie lernen wir aber nun, unsere Überspannungen zu beseitigen und ausgeglichene Tonusverhältnisse in unserem Körper zu erreichen? Wie gelingt es uns, die Fehlspannungen in unserem Körper festzustellen und dann auch loszulassen, zu beseitigen? Dies gelingt durch regelmäßiges Üben eines nachfolgend beschriebenen Entspannungsübungsprogrammes.

Die Atmung soll während der Übungen einfach losgelassen werden und wie Meereswellen ruhig, langsam, gleichmäßig und locker fließen. Sie soll ihrem natürlichen Rhythmus überlassen werden. Manchen Menschen fällt es allerdings zu Anfang der Erlernung muskulärer Entspannung leichter, während der Anspannung bewußt einzuatmen und dann ausatmend nicht nur die Luft, sondern auch die Spannung im Körper loszulassen. Man muß sich nur so lange auf die Atmung konzentrieren, bis man zum eigenen natürlichen Rhythmus zurückgefunden hat.

Entspannungsübungsprogramme

Um Verspannungen leichter erkennen und die Entspannung besser erlernen zu können, hat sich z.B. die »Progressive Entspannung« nach Dr. JACOBSON bewährt. Diese ist nicht nur leicht zu erlernen, sondern kann auch überall angewendet werden.

Sämtliche Muskeln unseres Körpers werden nacheinander willkürlich angespannt. Die Spannung soll ca. 6 Sek. gehalten werden, dann wird sie aufgelöst, losgelassen, sodaß die Muskeln ruhen, nichts mehr tun. Der Übende muß das, was im Moment in seinen Muskeln, in ihm geschieht, bewußt wahrnehmen und erleben. Auch der Spannungszustand im jeweiligen Muskel wird empfunden. Wie fühlt er sich an? Empfinden wir die Spannung, den Druck?

Zum anderen nehmen wir deutlich die Entspannung wahr und vergleichen den Unterschied. Je größer die Spannungsunterschiede sind, um so leichter und intensiver können wir sie wahrnehmen und empfinden. Nach kräftigem Anspannen folgt also ein deutlicheres Entspannungs-Empfinden. Die Entspannung soll genossen werden. Sie bringt Befreiung, Wohlsein, Entlastung, Erholung.

1. Entspannungsübungsprogramm

Entspannte Rückenlage (Diese ist deshalb so günstig, weil nur wenig Muskeln zur Stützung des Körpers gebraucht werden.) Die Beine liegen hüftbreit auseinander, die Füße fallen leicht nach außen, und die Arme befinden sich an den Körperseiten, wobei die Ellenbogen etwas angebeugt sind. Man kann auch eine Hand auf den Bauch legen, um die Atembewegung hier besser fühlen zu können.

Wenn man es als angenehmer empfindet oder im fortgeschritteneren Stadium ist, kann man auch **im Sitzen** üben. Sehr angenehm und entspannend ist der sogenannte *Kutschersitz*. Die Füße stehen hüftbreit nebeneinander auf dem Boden. Die Schultern sind entspannt, und die Unterarme ruhen auf den Oberschenkeln. Wir sollten aber darauf achten, daß der Rücken nicht zu krumm ist.

Eine andere **ideale Ausgangsstellung** für die Entspannung ist das *gelöste Sitzen* auf einem Großvatersessel, wobei man sich anlehnen kann. Rücken und Halsbereich sind durch das Anlehnen in einem spannungsfreien Zustand.

Für die Beschreibung der Entspannungsübungen wähle ich die **Rückenlage.**

- Den rechten Fuß kräftig anspannen, indem die Zehen entweder nach innen gekrallt oder hochgebogen werden. Die Anspannung und die sich zusammenziehenden Muskeln wahrnehmen. Dann die Spannung lösen, das Lockerwerden und Wohlempfinden der Entspannung genießen. Auch den Unterschied zwischen Spannung und Entspannung bewußt wahrnehmen. Das gleiche mit dem linken Fuß, dann mit beiden Füßen.

- Den rechten Fuß zum Körper herziehen und die Anspannung im Schienbeinmuskel spüren. Dann den Fuß und den Schienbeinmuskel lockerlassen. Spüren, wie die Entspannung sich auf das ganze Bein ausdehnt. Das gleiche mit dem linken Fuß, dann mit beiden Füßen.
- Das rechte Bein nach unten gegen die Unterlage drücken, dann wieder lockerlassen. Anschließend das linke Bein, dann beide Beine.
- Beide Po-Backen zusammenkneifen und lockerlassen.
- Die Bauchmuskeln anspannen und die Entspannung fühlen.
- Das Kreuz nach unten drücken und wieder loslassen.
- Das rechte Schulterblatt nach unten gegen die Unterlage drücken und die Spannung wieder lösen. Dann das gleiche mit dem linken Schulterblatt.
- Beide Schulterblätter gegeneinander drücken, sodaß sie sich möglichst nahe kommen. Die Anspannung im Rücken spüren. Dann lockerlassen und die Entspannung sich ausbreiten lassen.
- Die rechte Hand gegen die Außenseite des rechten Oberschenkels drücken. Spüren, wie die Brustmuskulatur sich anspannt. Dann wieder lockerlassen und der Entspannung nachspüren.
  Das gleiche an der linken Seite, dann beide Seiten gleichzeitig.
- Die rechte Hand zu einer Faust ballen. Spüren, wie die Anspannung größer wird. Die Faust wird härter und auch der Unterarm ist angespannt. Dann die Spannung loslassen und spüren, wie angenehm und wohlig die Entspannung sich in Hand und Arm ausbreitet und auf den ganzen Körper übergeht. Das gleiche mit der linken Hand, dann mit beiden Händen.
- Die rechte Hand im Handgelenk anbeugen und zum Körper herziehen, die Spannung halten und beachten. Dann loslassen, das Gelöstsein genießen und den Unterschied zwischen Anspannung und Entspannung wahrnehmen. Das gleiche mit der linken Hand, dann mit beiden Händen.
- Die rechte Hand nach unten gegen die Unterlage drücken und wieder lockerlassen. Dann die linke Hand, anschließend beide Hände.

- Den rechten Ellenbogen nach unten drücken und wieder entspannen. Dann den linken und schließlich beide Ellenbogen.
- Die Halswirbelsäule nach unten drücken und das Kinn zum Brustbein herziehen. Die kräftige Anspannung im vorderen sowie das Ziehen im hinteren Halsbereich fühlen. Dann wieder lockerlassen und das angenehme Gefühl der sich ausbreitenden Entspannunggenießen.
- Entspannung des Gesichts:
  Die Lippen aufeinanderpressen und lockerlassen.
  Die Zähne fest zusammenbeißen und lockerlassen.
  Die Mundwinkel nach außen ziehen und lockerlassen.
  Die Lippen spitzen und lockerlassen.
  Die Nase krausziehen und lockerlassen.
  Die Augen zudrücken und lockerlassen.
  Die Augenbrauen hochziehen und lockerlassen.
  Die Stirn runzeln und lockerlassen.

Nach jedem Anspannen die Entspannung genießen und sie sich auf das ganze Gesicht ausbreiten lassen. Nach dieser systematischen Entspannung des ganzen Körpers kann nun der jetzt erreichte gelöste Zustand in seiner Gesamtheit empfunden und genossen werden.

2. Entspannungsübungsprogramm

Es ist erwiesen, daß schon alleine durch die Kraft der Vorstellung oder Konzentration auf einen Muskel oder ein Gelenk darin etwas geschieht. Wir müssen also nur noch auf Spannung und Entspannung der Füße, der Beine, des Rückens, der Wirbelsäule, der Arme oder des Gesichts die Aufmerksamkeit richten, ohne daß aber eine wirkliche Muskelspannung geschieht. Wir stellen uns vor, daß wir z.B. die Fußmuskeln anspannen, spüren im Geiste die zunehmende Spannung und erleben dann eine wohtuende Entspannung. Die Atmung geschieht natürlich, frei und unwillkürlich.

3. Entspannungsübungsprogramm

Wir durchwandern unseren Körper nun nur noch kraft unserer Gedanken, von unten nach oben, wie mit einem sanften Lichtstrahl. Wir nehmen unseren Fuß wahr, den Unterschenkel, das Knie usw., und wenn wir irgendwo eine Blockierung, eine Überspannung spüren, lassen wir einfach los. Der Atem fließt ruhig und gleichmäßig.

4. Entspannungsübungsprogramm

Wir spüren nacheinander jeden Körperteil in die Erde einsinken. Je schwerer er sich anfühlt, um so tiefer ist die Entspannung.

Atmung und Bewegung

Warum ist es sinnvoll, die Atmung nicht nur passiv in einer entspannten Lage und in gesammelter, konzentrierter Stimmung zu vertiefen oder zu verbessern? Hier muß ganz klar der große **Wert der Bewegung** hervorgehoben werden. Jede körperliche Bewegung oder Verhaltensänderung verändert die Atmung. Atem und Bewegung hängen eng miteinander zusammen und sind immer aufeinander abgestimmt: Flaches, oberflächliches Atmen kann besonders durch Ganzkörperbewegungen vertieft und aus der gewohnheitsmäßigen Blockierung herausgerissen und angeregt werden. Schon die kleinste Bewegung verändert den Atem und macht ihn effektiver. Durch regelmäßige sportliche Betätigung oder Gymnastik wird die Lunge sauerstoffaufnahmefähiger. Die feinsten Blutgefäße, die Kapillaren, die sich bei zu wenig bzw. nur oberflächlicher Bewegung zurückbilden, werden wieder mehr gefordert, gebraucht und trainiert. Dadurch **regenerieren sie** und können wieder für mehr Sauerstoff in die entlegensten Körperstellensorgen sowie für den Abtransport der Stoffwechselschlacken. Es steht unserem Organismus wieder Energie zur Verfügung. Die Lunge und das Blut eines Sportlers sind z.B. fähig, aus einem Atemzug, der normalerweise 20% Sauerstoff enthält, 8% herauszuziehen, während bei einem bewegungsarmen Menschen nur 3% Sauerstoff vom Blut aufgenommen werden.

Da die Lungen sich im Brustkorb befinden, erlaubt ein geübter, beweglicher Brustkorb und eine mobile und keinesfalls starre Wirbelsäule, größere Effizienz, Ausdehnungsfähigkeit und Leistungsvermögen der Lungen. Aber auch die Beweglichkeit des Beckens ist für eine gute Atmung Voraussetzung und übenswert. Ein starres, unmobiles Becken läßt keine gelöste und tiefe Atmung zu, sondern behindert und hemmt diese nur.

Der bewußt erlebte Atem

Um die Atemgymnastik gewinnbringend anwenden zu können, muß man sich zuallererst des Atems bewußt werden. Es ist wichtig, daß wir unseren eigenen Atem erst einmal kennenlernen. Nur dann können wir zu unserem eigenen natürlichen Atemrhythmus zurückfinden.

Man stelle sich im Geiste, in Ruhe und Entspannung, genau den *Atemweg* vor, dann die *Atembewegung* mit dem Anspannen und Entspannen der Atemmuskeln. Es ist zu Anfang nicht leicht, sich nur auf den Atem zu konzentrieren, weil die Gedanken immer wieder abschweifen wollen. Aber je häufiger wir uns die Zeit nehmen, uns nur auf den Atem zu besinnen, um so ruhiger, ausgeglichener und entspannter werden wir gleichzeitig. Der Atem soll bei dieser Übung nicht forciert werden. Er soll kommen und gehen, so wie es ihm beliebt, ohne Druck und Gewalt; wir beobachten nur, sind nur geistige Zuschauer und lassen den Atem passiv geschehen.

Wir fühlen, wie der Atem einzieht durch die Nase, den Brustkorb weitet und dehnt. Wir empfinden, wie das tiefergehende Zwerchfell die unteren Organe drückt, anregt, massiert. Schon der Gedanke daran bewirkt eine tiefere und intensivere Atmung. Wenn wir den Atem loslassen, spüren wir das Engerwerden des Bauch- und Brustraums. Immer mehr erwacht in uns eine Sensibilität für die verschiedenen Körperräume, wo der Atem hinfließen kann:

Brustraum, Bauchraum, Flanken, Rücken, Schulterblätter, Schlüsselbeine. Wir spüren auch die Verspannungen und das Gewebe, wo der

Atem nicht frei durchströmen kann. Diese abnormen Spannungsverhältnisse werden – so wir sie bewußt und aufmerksam erfahren haben – durch den Atem gelöst. Schlecht durchblutete Körperstellen werden wieder weich und durchlässig. Atemräume, die lange ungenutzt blieben, werden wieder beatmet.

Bewußtmachung der Atemräume mit Grundübungen

Der Atemweg und die Atemmuskeln wurden schon im Kapitel »Mechanischer Vorgang der Atmung« (s. S. 29 ff.) beschrieben. Was nun aber noch zu beschreiben ist, bevor wir uns die Atemräume bewußt machen, ist die Lage der Lunge. Dieses Wissen wird uns das Üben und Vorstellen der verschiedenen Atmungsarten erleichtern.

Lage der Lunge

Die Lunge befindet sich im mittleren oberen Teil des Brustkorbs. Die Lungenspitzen reichen bis zu den Schlüsselbeinen hinauf, die Lungenbasis liegt auf dem Zwerchfell auf. Seitlich erfahren sie ihre Begrenzung unterhalb der Achseln und werden durch die Rippen geschützt.

Die Lunge kann man sich als schwammartiges Gebilde vorstellen, das sich mit Luft vollsaugt und wieder zusammenzieht. Sie besteht aus vielen Lungenbläschen, deren Umfang ausgebreitet eine Atemfläche von etwa 100 m^2 bildet.

Zwerchfellatmung

Die Zwerchfellatmung (s. auch S. 33) wird häufig auch als Bauchatmung bezeichnet. Das Zwerchfell senkt sich beim Einatmen nach unten, preßt die Bauchorgane zusammen und drückt sie nach außen. Die Ausdehnung ist nicht nur vorne, sondern besonders auch seitlich in den Flanken und hinten im Lendenbereich zu spüren, da es dort weiter nach unten reicht als vorne. Das Zwerchfell schafft der Lunge Platz, sodaß sie sich besser ausdehnen kann. Es sorgt besonders für die Belüftung der unteren Lungenflügel, aber wirkt sich als wichtigster Atemmuskel ebenfalls auf die ganze Lunge aus. Es kann die Belüftung von ⅔ der Lunge gewährleisten. Die

Zwerchfellatmung sollte immer angewendet werden. Der Sog der Einatmung ist im unteren Teil der Lunge am stärksten, die Bronchialäste sind am besten ausgebildet, das Lungengewebe ist hier am kräftigsten.

Beim Ausatmen entspannt sich der Zwerchfellmuskel und tritt wieder höher. Die Baucheingeweide, die durch die Atembewegung massiert werden, nehmen ihre alte Lage ein, die Taille wird schmaler, der untere Lungenabschnitt enger. Die Ausatmung wird von der Muskulatur des unteren Bauchbereichs unterstützt. Die Bauchmuskeln sind für die Zwerchfellatmung wichtig, sie werden auch als Atemhilfsmuskeln bezeichnet oder als natürliche Gegenspieler des Zwerchfells. Bei der Ausatmung können wir die Bauchdecke (mit Hilfe der Bauchmuskeln) leicht einziehen.

Durch seine Bewegungen massiert das Zwerchfell nicht nur die Bauchorgane, sondern auch das Herz, indem dieses in die Länge gezogen und wieder verkürzt wird (Abb. 7).

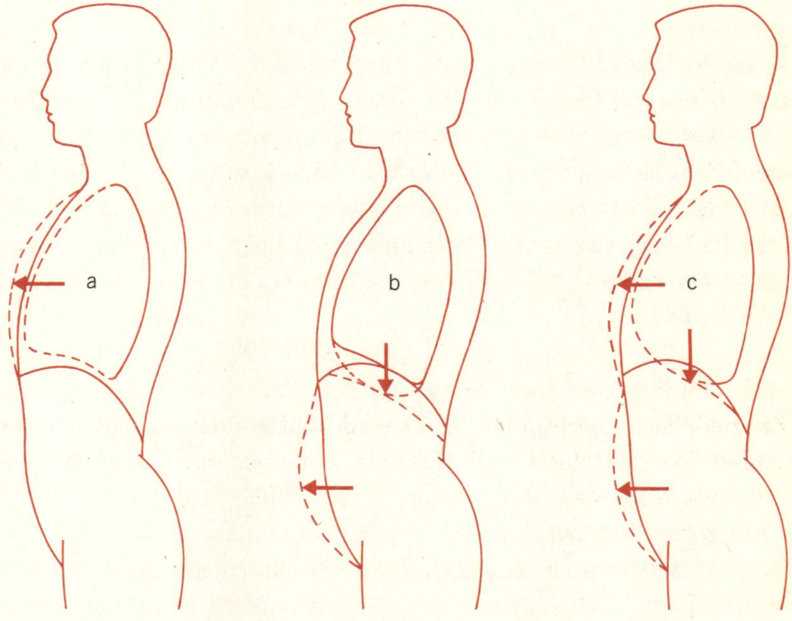

Abb. 7 Atembewegungen
a) Brustatmung b) Bauchatmung (Zwerchfellatmung)
c) kombinierte Brust- und Bauchatmung

Erlernung und Bewußtmachung der Zwerchfellatmung

Da die Rückenlage für den Menschen die entspannendste Lage ist, fällt es in dieser Position am leichtesten, sich der Atmung bewußt zu werden und diese zu erlernen.

Rückenlage

Die Hände locker auf den Bauch legen. Bewußt zum Bauch hin einatmen (nicht die Luft hochziehen zu den Schultern!). Fühlen, wie das Zwerchfell nach unten gedrängt wird und die Bauchdecke sich dadurch – und nur dadurch – ausdehnt.

Beim Ausatmen achte man darauf, wie der Bauch sich senkt, die Taillen schmaler werden und der Platz für die Lungen enger wird durch das aufsteigende Zwerchfell. Versuchen, die Ausatmung locker und ohne Kraftaufwand zu verlängern.

1 Bauch- und Flankenatmung

Die seitliche Ausdehnung des Zwerchfells kann noch durch die unteren sechs Rippenpaare verstärkt werden. Diese erfahren durch die Zwischenrippenmuskeln eine Weiterstellung und erlauben dem Zwerchfell eine vermehrte Abflachung. Dadurch werden die Unterlappen der Lunge besonders gut belüftet. Durch diese Atmungsart gewinnen wir den größten Prozentsatz des Gaswechsels. Entspannen sich die Atemmuskeln, verengt sich die Taille und die Luft entweicht.

Beachte

Zwischen dem unteren Rippenring und dem Beckenrand sollte ein Zwischenraum von einer Handbreite bestehen und nicht etwa nur von zwei Fingern.

Übung: *Rückenlage oder Sitzen*

Beide Handflächen oder Handrücken an die Taille oder unteren Rippen legen. Gegen den Widerstand der Hände einatmen. Die Rippenflanken dehnen sich beim Einatmen spürbar aus. Wir können uns dabei vorstellen, einen um die Taille liegenden Gürtel sprengen zu wollen. Beim Ausatmen spüren wir, wie die Rippen sich senken und die Taille enger wird.

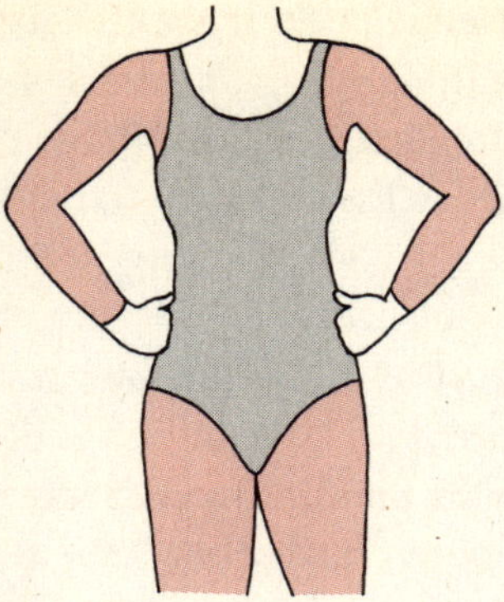

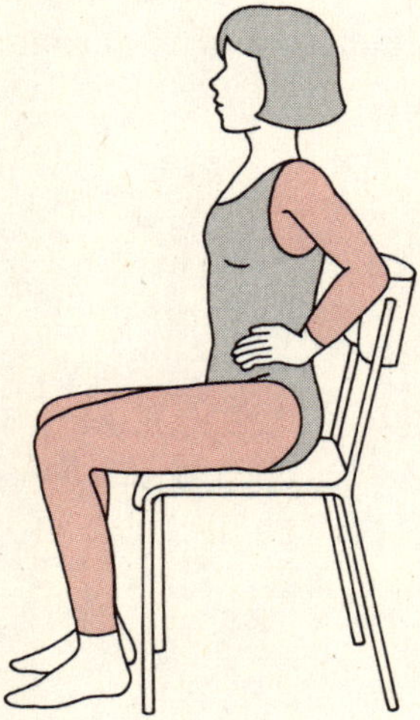

Wir können mit den Händen die Rippen auch noch etwas zusammenschieben. Jetzt kann aber auch nur die Vorstellung helfen, einen Gürtel zusammenziehen zu wollen.

2 Lendenatmung

Die Lendenatmung meint das Ausweichen des Zwerchfells nach hinten unten beim Einatmen. Die Atmung reicht hier – sogar weiter als vorne – bis in die Lendenwirbel hinab. Die Lunge kann sich also im unteren Abschnitt des Brustkorbes besser nach hinten unten ausdehnen.

Übung: *Rückenlage, Sitzen oder Fersensitz*
mit vorgebeugtem Oberkörper,
sodaß die Stirn, wenn möglich, auf dem Boden ruht. Beide Hände hinten an die Lenden bzw. auf das Kreuz legen, sodaß sich die Fingerspitzen in der Mitte berühren. Bewußt nach hinten gegen die Hände einatmen und auf die untere Wirbelsäule achten, die sich durch das ausdehnende Zwerchfell etwas rundet. Dann die Luft langsam und lange ausströmen lassen, ohne Kraftaufwand.

Diese Übung kann auch so abgewandelt werden, daß das Gesäß nicht auf den Fersen ruht, sondern nach oben gerichtet ist. Später können Sie die Unterarme vor sich auf den Boden legen und die Stirn darauf ruhen lassen. Andere Abwandlung: Sitz auf dem Hocker und den Oberkörper vorbeugen bzw. schwer nach unten hängen lassen.

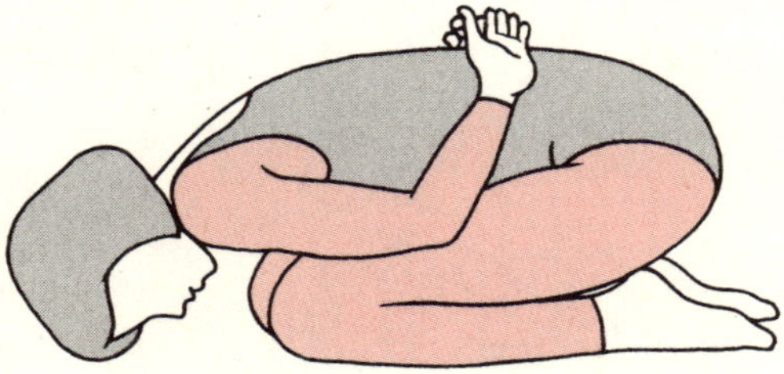

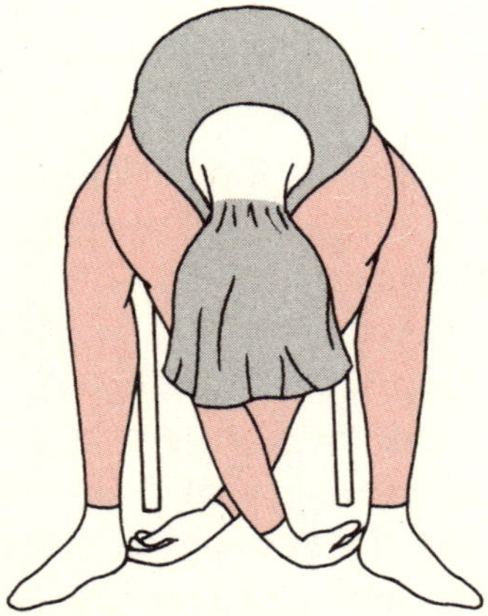

3 Brustatmung

Die Brustatmung ist im besonderen verantwortlich für die Belüftung des mittleren Teils der Lunge. Die 7 oberen Rippen sind gelenkig hinten mit den Brustwirbeln und vorne mit dem Brustbeinknochen verbunden. Sie steigen von hinten oben schräg nach unten und über die Seiten nach vorn ab. Dies gewährleistet dem Brustkorb die Elastizität und Nachgiebigkeit. Zwischen den Rippen verlaufen die Zwischenrippenmuskeln. Beim Einatmen ziehen sich die äußeren Zwischenrippenmuskeln zusammen. Die Rippen werden dadurch angehoben und auch im oberen Rippenbereich findet eine spürbare Ausdehnung statt, das Rückgrat wird aufgerichtet. Die Rippen dehnen sich nach vorn, nach oben und nach den Seiten hin aus. Der Brustkorb, der die Form einer Glocke oder Birne hat, weitet sich im mittleren Teil nach vorne, im unteren breiten aber vermehrt seitlich. Die Lunge folgt dieser Bewegung und saugt die Luft ein. Geben die Zwischenrippenmuskeln nach, senken sich die Rippen, der Brustkorb verengt sich und die Luft wird rausgedrückt (Abb. 7, S. 59).

Übung: *Rückenlage oder Sitzen*

Wir können ein flaches Kissen oder zusammengelegtes Handtuch unter den unteren Brustkorbteil legen. Beide Hände vorne auf die unteren Rippen (Rippenbogen) legen und beim Einatmen die Ausdehnung der Rippen nach oben spüren.

4 Rippen-Flankenatmung

Bei der Flankenatmung, die auch zur Brustatmung gehört, dehnen sich die Rippen zu den Seiten hin aus.

Übung

Die Handflächen oder Daumenballen seitlich an die Rippen legen und dabei einatmen, so als ob man die Hände wegschieben wollte. Das seitliche Ausdehnen der Rippen spüren. Stellen Sie sich dabei eine sich ausbreitende Ziehharmonika vor. Dann die Luft gelöst ausströmen lassen und fühlen, wie die Rippenspannung nachläßt und die Flanken enger werden. Die Hände immer etwas höher gleiten lassen, bis unter die Achselhöhlen, wo die Flankenatmung immer noch zu spüren ist.

5 Rückenatmung

Die Rückenatmung gehört ebenfalls zur Brustatmung und bezieht sich auf den hinteren Teil der mittleren Lungen.

Übung: *Im Liegen und im Sitzen*
beide Hände mit dem Handrücken an die hinteren mittleren Rippen legen. Gegen die Hände einatmen und bewußt wahrnehmen, wie der Rücken sich durch die einströmende Luft ausdehnt. Dann den Atem loslassen und das Engerwerden des Rückens beachten.

6 Schlüsselbeinatmung

Dies ist die höchste Atmungsart und wird auch Lungenspitzenatmung genannt. Dieser Ausdruck besagt schon, daß durch sie die Lungenspitzen beatmet werden, indem die Schlüsselbeine sich etwas anheben. Da die Ausweitung des Brustkorbes in diesem Bereich im geringsten Ausmaß möglich ist, ist diese Atemform – bei alleiniger Anwendung – wegen ihrer geringen Effektivität abzulehnen.

Übung: *Im Sitzen oder in der Rückenlage*
legt man die rechte Hand unterhalb des linken Schlüsselbeines, später umgekehrt. Bewußt gegen die Hand einatmen und wahrnehmen, wie dieser höchster Brustkorbteil sich ausdehnt. Achtung: Die Schultern nicht hochziehen!

7 Vollatmung

Die Vollatmung setzt sich aus der gemeinsamen Betätigung der Bauch- und Brustbewegung zusammen. In ihr sind alle Atmungsarten vereinigt, also die Bauch-, Flanken-, Brust- und natürlich auch die Rückenatmung bis zur Schlüsselbeinatmung. Alle Lungenteile sind gleichmäßig daran beteiligt, von den Lungenspitzen bis hinunter zu den tiefen Lungenteilen. Sie ist als »normale« Atembewegung aufzufassen. Bei größter Arbeitsleistung entfaltet die Vollatmung die Lunge nach allen Seiten hin bis zu ihren äußersten Grenzen.

Diese Art der Vollatmung sollte immer angewandt werden, auch in Ruhe oder bei weniger anstrengenden Bewegungen, kurz gesagt: im täglichen Leben, denn sie entspricht der natürlichen Atmung. Eine übertriebene Bauch- oder herausragende Brustatmung ist nicht wünschenswert und sogar widernatürlich. Jegliche Atmungsart sollte in einem normalen Atemzug dabei sein. Schädlich ist eine unterentwickelte oder übertriebene Teilatmung.

Teilatemübungen können unterentwickelte Atemräume regenerieren und haben immer das Ziel, die normale Gesamtatembewegung, also die Vollatmung wiederherzustellen.

Übung: *Rückenlage oder Sitzen*
Bewußt zuerst zum Bauch hin einatmen, dann darauf achten, wieder gesamte Brustkorb sich bis hoch zu den Lungenspitzen weitet.

Anschließend den Atem gelöst loslassen, wobei zuerst der Bauchraum enger wird und dann der Brustkorb.

Während der Übung zur Bewußtmachung der Vollatmung können wir uns vorstellen, wie der Atem gleich einer Sauerstoffwolke unseren Körper durchweht. Durch die Nase gelangt die kühle Frische hinunter bis zum Becken und zieht von dort nach oben bis zum Kopf! Aufsteigend streckt erdie Wirbelsäule.

Während der Ausatmung können wir uns vorstellen, wie der gesamte Organismus von Abfallprodukten, aber auch von Verspannungen, Schmerzen und Sorgen gereinigt, entlastet, ja sogar verjüngt wird.

Partnerübungen zur Bewußtmachung der Atemräume

Übung 1 Bauchatmung

Rückenlage: Der Partner kniet neben Ihnen und legt eine Hand locker auf Ihren Bauch. Sie versuchen, gegen seine Hand einzuatmen und langsam wieder auszuatmen. Sie schließen die Augen und spüren ruhig und gelassen jedem Atemzug nach.

Steht kein Partner für die Übung zur Verfügung, kann ein Buch auf den Bauch gelegt werden. Es wird beim Einatmen hochgehoben und senkt sich beim Ausatmen wieder.

Übung 2 Brustatmung

Rückenlage, ein dünnes Kissen liegt unter dem Brustkorb: Der knieende Partner legt beide Hände an die unteren Rippen mit den Fingerspitzen am Brustbein. Beim Einatmen dehnen sich die Rippen gegen die Hände nach außen aus. Der Partner kann mit den Händen die Rippen leicht mit nach außen ziehen. Beim Ausatmen geben die Zwischenrippenmuskeln nach, und der Brustkorb wird wieder schmal und eng.

Übung 3 Lendenatmung

Bauchlage: Der neben Ihnen knieende Partner legt eine Hand auf die Lendengegend. Sie fühlen, wie dieser Körperbereich sich beim Einatmen ausdehnt und prall und weit wird. Beim Ausatmen kann der Partner locker mit der Hand etwas nachdrücken.

Steht kein Partner zur Verfügung, ein Buch auf die Lendengegend legen.

Übung 4 Lenden-Flankenatmung

Bauchlage oder Fersensitz mit vorgebeugtem Oberkörper

Der Partner legt beide Hände an die Taillenseiten. Beim Einatmen wird die Taille durch das sich ausdehnende Zwerchfell prall und voll und drückt nach außen gegen die Hände des Partners. Beim Einatmen wird sie schmaler, und der Partner kann leicht nachdrücken.

Übung 5 Rippen-Flankenatmung

Bauchlage oder Sitz auf dem Hocker: Der knieende Partner legt seine Hände an die seitlichen Rippen, die Fingerspitzen zeigen nach vorne oder nach unten. Sie atmen gegen den Druck der Hände ein und spüren deutlich den Atemstrom in die Seiten und die Ausdehnung. Beim Ausatmen werden die Seiten schmal, und die Hände gehen mit. Um möglichst viel auszuatmen, können die Hände gegebenenfalls mitdrücken.

Übung 6 Rückenatmung

Bauchlage, evtl. ein kleines Kissen unter den Brustkorb legen; oder Sitz auf dem Hocker mit vorgebeugtem Oberkörper; oder Stand mit vorgebeugtem Oberkörper. Der knieende oder stehende Partner legt eine Hand oder beide Hände auf den Rücken des Übenden, etwa in Höhe der Schulterblätter. Sie atmen gegen die Hände ein und spüren die Ausdehnung im hinteren Teil der Lunge. Beim Ausatmen kann der Partner wieder leicht nachdrücken und dadurch die Ausatembewegung verstärken und unterstützen.

Übung 7 Schlüsselbeinatmung

Rückenlage: Der Partner kniet wieder neben dem Übenden, und zwar auf der zu behandelnden Seite, und legt eine (rechte) Hand auf den Brustkorb unterhalb des Schlüsselbeines (rechts). Sie stellen sich vor, die Hand wegatmen zu wollen. Beim verlängerten Ausatmen kann der Partner mit seiner Hand etwas nachdrücken. Dann wechselt der Partner die Seite und legt die andere Hand unter die andere Schlüsselbeinseite.

Übung 8 Weg der Atmung / Tief- oder Vollatmung

Bauchlage (evtl. ein kleines Kissen unter Bauch und Brust)
oder Sitzen auf dem Hocker oder Boden

Der knieende Partner legt eine Hand auf den Kreuzbeinbereich und die andere auf die Scheitelgegend des Übenden. Sie spüren den Druck der Hände und versuchen, diese während der Einatmung auseinander zu atmen. Dabei streckt sich der Rücken, und die Luft fließt nach unten und oben. Sie haben das Gefühl, als ob Sie länger und größer werden. Sie stellensich dabei ein Licht, eine (Sauerstoff-)Wolke, einen Lufthauch oder einen Wassertropfen vor, der langsam und stetig zum Steißbein wandert und von diesem angesaugt wird. Dann dreht sich das Ganze um und das Licht, die Wolke, der Hauch oder der Tropfen steigen hoch bis zum Scheitel und weiter. Durch die Nase gelangt die kühle Frische also hinunter bis zum Becken und zieht von dort nach oben bis zum Kopf. Ansteigend streckt er die Wirbelsäule. Wir bekommen Rückgrat, werden aufgerichtet und erfrischt. Wir werden mit Energie und Kraft erfüllt.

Die Ausatmung läßt uns wieder enger, kleiner, entspannter werden. Wir stellen uns vor, wie alles Schlechte, Belastende, Abfallstoffe, Ärger entweichen. Wir geben alles Krankmachende her, lassen los. Der Partner kann die Ausatmung unterstützen, indem er mit beiden Händen Ihre Flanken leicht zusammendrückt.

Vokalatmung

Die Kunst der Atmung liegt nicht im Einatmen, sondern im Ausatmen. Den Ausatemstrom wollen wir – wie beschrieben, s. S. 41 ff. – langsam und lang gestalten. Wir haben gehört, daß es günstig ist, auf »s«, »sch« oder »pf« auszuatmen. Eine weitere Möglichkeit besteht nun aber auch in der Anwendung von Vokaltönen. Diese besitzen in der Atemlehre eine große Bedeutung. Wir können auf alle Vokaltöne ausatmen: a, e, i, o, u, ä, ö, ü.

Jeder Laut, ob ausgesprochen oder gedacht, erzeugt in unserem Körper an verschiedenen Stellen Schwingungen und Vibrationen. Jeder Ton hat eine andere Wirkung auf unterschiedliche Körperräume. Die angesprochenen Körperräume werden gelockert, gelöst und geweitet, aber auch belebt, durchblutet, aktiviert und entfaltet. Dadurch werden natürliche Heilungen und Regenerationen der vom Ton angesprochenen Organe unterstützt und herbeigeführt. Der Atemstrom wird sinnvoll gelenkt und beruhigt. Durch das Summen, Brummen und Singen dieser Töne, können wir den ganzen Körper in Schwingungen versetzen. Dies können wir auch Körperschulung von »innen her« nennen.

Die beste und natürlichste Atemübung ist das Singen. Sie entfaltet sämtliche Atemkräfte und sorgt nach TIRALA für »die größte und gesündeste körperliche Gesamtanstrengung«. Aber auch schon eine klingende und deutliche Sprechweise (wie oft nuscheln wir doch oder verschlucken ganze Wortsilben!) besitzt eine heilende Wirkung oder kann unsere Gesundheit und organischen Widerstandskräfte stärken.

Während der i-Vokal z.B. mehr in den oberen Räumen, wie Kopf (übrigens auch Gehirn) und Rachen wirkt, entfaltet das »u« seine Schwingungen mehr in den unteren Räumen, nämlich im Unterleib. Viele Atemwissenschaftler wie z.B. Dr. TIRALA sind der Meinung, daß auf das »u« die tiefste Ausatmung zu erreichen ist.

Natürliche Atemübungen

Die natürlichen Atemübungen dürfen in einem Atemübungsbuch nicht vergessen werden. Sie sind uns von der Schöpfung als wertvolle Gabe mitgegeben und lohnen sich, wiederentdeckt und bedacht zu werden. Ein übler, ja sogar sich rächender Fehler unserer Zeit ist, daß gerade diese *spontanen Lebensäußerungen,* die uns entlasten und beleben können, heute verpönt sowie gesellschaftlich unzulässig sind und eher als unhöflich und ungezogen gelten. Sträflicherweise sind sie höchstens nur noch ansatzweise und ungenügend vorhanden. Sie verkümmerten immer mehr, weil der zivilisierte, gesellschaftsfähige Mensch meinte, sie unterdrücken zu müssen.

Diese *Eigenimpulse* des Organismus, diese Naturkräfte, müssen wir wieder annehmen, unterstützen, ihnen Raum und Platz in unseren Leben, unserem Körper und sogar in unserer Seele geben.

Während wir uns die später aufgeführten praktischen Atemübungen bewußt und willentlich vornehmen, treten diese Äußerungen beim noch wenig geformten Kind und beim Menschen, der seine Natürlichkeit behalten hat, völlig spontan, impulsiv auf. Die Atmung wird dadurch natürlich vertieft und gestaltet. Sehr häufig sind diese Äußerungen Ausdruck emotionaler Atemmuster, nämlich z.B. **Lachen, Seufzen, Stöhnen, Weinen, Schluchzen, Schreien.** Körperliche und seelische Spannungen werden entladen und beseitigt. Diese ursprünglichen Lebensäußerungen hat der zivilisierte Mensch leider oft verlernt und verdrängt. Dabei regen sie in hervorragender Weise den Atem an, nachdem die Ausatmung zuvor verlängert wurde. Ungeahnte Energien werden frei, tiefste körperliche und seelische Schluchten werden entspannt und entlastet.

Wie befreiend und erleichternd kann z.B. ein inbrünstiger **Seufzer** wirken, oder ein herzhaftes **Lachen.** Letzteres lockert das Zwerchfell durch das federnde Aus- und Abbewegen beim Ausatmen optimal. Außerdem bewirkt es eine Kräftigung und Geschmeidigmachung dieses Hauptatemmuskels.

Kennen wir auch noch die befreiende, entstauende, lockernde Wirkung des Weinens? Werden Ärger und Tränen immerzu zurückgehalten, richtet sich ein ungesunder Stau nach innen.

Das **Husten und Niesen** reinigt nicht nur die Atemwege, indem es Fremdkörper und Schleim aus diesen befördert und herausschleudert, es löst ebenfalls Verspannungen und hebt Starrheiten auf. Es befreit von seelischem und körperlichem Druck. Man braucht wohl nicht mehr näher zu betonen, wie schädlich es ist, das reinigende Husten und Niesen zu unterdrücken. Das **Singen** ist die beste Atemübung. Wie schon erwähnt, entfaltet es die Lunge, kräftigt die Atemmuskeln und regt zu einer tiefen Atmung an. Kurz gesagt, es entfaltet die Atemkräfte voll und ganz auf die natürlichste und auflockerndste Weise. Deshalb sollte das tägliche Singen oder Summen zur freudigen Gewohnheit werden. Auch durch Sprechen, Schreien, Pfeifen und Blasen werden Atemorgane und Atemmuskeln geübt und elastisch gehalten.

Das **Gähnen** ist eine wunderbare erfrischende Übung, besonders nach vorübergehendem Sauerstoffmangel im Gehirn, denn es entspringt einem Atem- und Dehnbedürfnis, das schließlich im Körper einen natürlichen Spannungsausgleich schafft. D.h., das Zuviel an Kohlendioxid wird ausgeatmet, und dem Körper wird so viel Sauerstoff zugeführt, wie er benötigt. Verkrampfungen, Verspannungen, Stauungen werden gelöst. Müdigkeit wird überwunden, das Energieniveau wird erhöht; Frische und Ausgeglichenheit, Entspannung und Wachheit zeichnen den nun gelösten Körper aus.

Nach einem besonders tiefen Atemzug, bei dem das Zwerchfell eine ausgezeichnete Spannkraft aufzeigt, wird die Luft vollständig aus den Lungen herausgepreßt. Dieser Vorgang wird von Dehn- und Räkelbewegungen des ganzen Körpers begleitet. Die Dehnung kann von den Zehenspitzen über den Beckenboden bis zu den Gesichtsmuskeln verlaufen. Das Recken und Strecken, das Räkeln sowie das Gähnen sind also instinktive Bewegungen, die den Körper, die Atmungsorgane, das Atmungsgeschehen von Steifheit befreien, ihn geschmeidig machen und mit Energie aufladen. **Wir sollten das Gähnen von nun an nicht mehr unterdrücken, sondern es sogar manchmal bewußt hervorrufen**, indem wir den Mund weit öffnen. Anschließend mit einem Seufzer ausatmen und diese Übung als wunderbare Erholung der Atmung betrachten.

Auch das **Schnuppern und Riechen** gehört zu den natürlichen Atemübungen. Es wird geraten, wieder häufiger an einer Blume zu riechen. Die

Nasenflügel werden dadurch etwas enger gestellt, und der Sog vom Zwerchfell her verstärkt sich, der venöse Blutkreislauf wird unterstützt. Beim Schnüffeln und Schnuppern läßt man den Bauch mit jedem Schnüffler vor- und zurückschnellen, die Luft wird stoßweise bzw. portionsweise eingesaugt, und die Einatmung erfolgt langsamer und länger. Der Atemschwerpunkt wird nach unten zur Rumpfmitte hin verlagert. Diese dehnt sich aus.Das Zwerchfell schwingt intensiver mit, wird gekräftigt und geschmeidig. Die Schnupperimpulse lockern außer dem Zwerchfell auch den Brustkorb und sorgen für eine Weitstellung der Bronchien, was für den Asthmatiker eine besonders große Erleichterung bedeuten kann. Die Ausatmung wird vertieft und vollständiger.

Das **Lufteinschnüffeln**, das die Atemmuskeln besonders gut kräftigt und gleichzeitig lockert, kann bewußt als Atemübung immer wieder geübt werden. Wir stellen uns dabei vor, daß wir an einer Blume röchen oder ein aromatisches Öl schnuppernd inhalieren würden. Auch die Vorstellung eines schnüffelnden Hundes hilft, diese Urform der Atemvertiefung wieder zu erlernen und das momentane Atemmuster zu erweitern.

Die Übungsprogramme

Was wir vor dem Übungsprogramm beachten sollten

Jedem Atemübungsprogramm sollten *Lockerungsübungen* vorangehen. Man kann im Stehen, Sitzen oder bequem im Liegen sich räkeln, strecken und dehnen wie eine Katze. Wir werden dadurch auch empfindungsfähiger und sensibler. Sodann schüttle man Arme und Beine und den ganzen Körper. Übungen zur *Beweglichmachung* sind am Anfang einer Übungseinheit empfehlenswert, um die Gelenke, Bänder, Sehnen und Muskeln einzustimmen und auf alle möglichen Übungen vorzubereiten.

Nach dieser Lockerungs-, Atembelebungs- und Atembewußtmachungsübung kann man eine *entspannte Lage* einnehmen und den Atem beobachten. Die Nasenatmung ist dabei unbedingt zu beachten. Wo ist die Atembewegung zu spüren? Wo sollten Verspannungen losgelassen werden, damit der Atem ungehindert fließen kann? Oberstes Gebot heißt: »Nachgeben« (in den Verspannungen) und alles schwer sein oder sinken lassen (in den Boden, auf die Unterlage). Wenn man kann, gähne man dazu, da die Atmungsorgane oder -muskeln dadurch noch mehr entspannt werden und die Atmung tiefer wird.

Das *lauschende Nachatmen* sollte nach jeder Übung angewandt werden. Nach den Bewegungsübungen ist der Atem angeregt und kann leichter erspürt werden.

Jegliches *Nachfühlen* von uns selbst oder eines Partners mit *einer Hand* hat eine lebhaftere, atemanregende und konzentriertere Atembewegung in diesem Bereich zur Folge. Dies können wir uns auch zunutze machen, wenn wir Atemräume kennenlernen oder erfühlen wollen. Es fällt uns anfangs leichter, wenn wir dort, wohin wir atmen wollen oder auf welchen Atemraum wir uns konzentrieren wollen, einen Druck oder Widerstand – nämlich z.B. der einer Hand oder eines Buches – spüren.

Zusammenfassend noch einmal die Punkte, die wir uns merken sollten, bevor wir uns an die Arbeit machen. Es ist unser Ziel, das Natürlichste und Beste für unsere Gesundheit zu tun, indem wir unseren Körper mit reinem, frischem Sauerstoff bis in die Zehenspitzen versorgen und gleichzeitig versuchen, ihn zu entgiften.

Die wichtigsten Punkte zur Erlernung einer rhythmischen, tiefen, richtigen Atmung

1. Lösung, Lockerung, Entspannung.
2. Kennenlernen, Bewußtmachen, Erfühlen und Beatmen der Atemräume (entweder alleine mit den Händen überall nachfühlen: Bauch, Lenden, Flanken, Brust, Rücken, Schlüsselbein; oder mit einem Partner).
3. Bewußtmachen, Erfühlen, Vertiefen des Atemwegs (Luft sinkt, steigt auf und breitet sich aus).
4. Nun können die Übungen folgen, die Brustkorb und Wirbelsäule mobilisieren, den Allgemeinzustand unseres Körpers, der Muskeln, Bänder, Sehnen und des Gewebes verbessern, die Atemräume vergrößern und auch für unseren Kreislauf ein natürliches Training bedeuten. Der Atem wächst dabei an der Bewegung, und die Bewegung wird vom Atem unterstützt.

Und nicht vergessen: Die Betonung liegt immer auf der Ausatmung. Diese soll verlängert und leicht gebremst werden. Wir atmen hörbar, z.B. auf die Konsonanten »s«, »sch«, »pff«, »ch« aus, so wird die Ausatmung nicht nur günstig dosiert, sondern sie wird uns auch bewußter, und wir können sie besser kontrollieren (was zumindest anfangs hilfreich ist).

Allgemeine Regeln zu den Übungen

1. Bequeme und nicht einengende Kleidung.
2. Frische Luft (geöffnetes Fenster oder draußen üben, im Winter im gut durchlüfteten Raum).
3. Regelmäßig üben, sodaß die tiefe Atmung immer mehr zur Gewohnheit wird und ihre heilende sowie erfrischende Wirkung voll entfalten kann.
4. Den Atem nicht pressen, zwingen oder forcieren. Er soll ruhig, sanft und regelmäßig fließen. Keine Gewaltanwendung. Auch die Bewegungen sollen langsam und mit fließenden Übergängen ausgeführt werden, nicht ruckartig oder hastig. Sich Zeit nehmen und nicht hetzen lassen (auch nicht innerlich).
5. Darauf achten, daß die Gelenke nicht starr, steif und überstreckt sind, sondern gelöst und locker. Auch die Knie im Stehen sind nicht durchgedrückt, sondern leicht angebeugt.
6. Jede Übung kann 3–4mal wiederholt werden.
7. Danach eine Ruhestellung aufsuchen, sich entspannen und ruhig nachatmen. Dem Atem lauschen. Die Atembewegungen beobachten. Die Atempause bewußt erleben und spüren, wie die ruhige Nachatmung im gelösten Körper sich ungehindert ausbreitet undentfaltet.

Dehnlagerungen

Die Dehnlagerungen und Dehnstellungen gehören zu den Grundübungen in der Atemtherapie. In verschiedenen Ausgangsstellungen wird eine Zeit lang ausgeharrt und verblieben. Währenddessen geben wir uns einem Gefühl der Entspannung, des Gelöstseins, der Entlastung und Befreiung hin. Wir lassen einfach los, geben unseren Körper der Schwere hin und spüren die Entspannung in den verhärteten, überspannten Muskeln. Jeder Druck, jede Blockierung, jede Stauung und Abwehr wird wahrgenommen und abgegeben. Die Atmung geht ganz von selbst. Sie soll frei und natürlich strömen und **nicht** willentlich regiert werden.

Wirkungen der Dehnlagerungen

Wir erreichen mit diesen Dehnlagerungen einen *Spannungsausgleich* oder eine Tonusregulierung. Das bedeutet, verspannte Muskeln werden lockerer und elastisch, schlaffe Muskeln jedoch gewinnen an Spannkraft und werden aktionsbereiter. Wir können uns immer wieder fragen, wo das Loslassen noch vertieft werden könnte, vor allen Dingen während der Ausatmung, da in dieser Atmungsphase die Entspannung am tiefsten ist.

- Muskeln, Sehnen, Gelenke und Bindegewebe werden durch die Dehnung *geschmeidig* gemacht. Für die Atmung bedeutet das, daß atemhemmende Widerstände beseitigt und daß der Brustkorb, die Atemmuskulatur und die Lunge elastisch gemacht und erhalten werden.
- Halten wir ca. 8 Sek. in der Dehnlage aus, läßt die Spannung nach, der Muskel wird weicher und es kann noch etwas nachgedehnt werden. Die muskuläre Dehnungsgrenze kann also erweitert werden, der Muskel wird noch geschmeidiger gemacht und die Atemstimulierung noch mehr vertieft. Die Dehnung ist atemanregender als andere Stoffwechselübungen.
- Durch das Nachspüren in der Dehnung und das Empfinden des Körpers und seiner Zustände oder Beschaffenheit, gewinnen wir eine feine *Körperwahrnehmung oder Tiefensensibilität.* Wir lernen wieder, unseren Körper zu fühlen.
- Ganz gezielt und überdurchschnittlich gut können *Atemräume* erweitert und vertieft werden. Durch bestimmte Stellungen ist es möglich, den Atem in ganz bestimmte konkrete Atemräume zu lenken. Die letzten Winkel der Lunge werden belüftet. Die Ermüdung in den Muskeln wird rascher abgebaut.
- Die Dehnlagerungen bewirken eine verbesserte *Durchblutung.* (Wenn ein Muskel gedehnt wird, wird der Dehnungsreflex ausgelöst. Dies ist eine Reaktion des Muskels, die ein Schutzmechanismus darstellt und ihn durch eine etwaige zu große Dehnung vor dem Reißen oder vor der Schädigung des dazu gehörenden Gelenkes bewahrt.)

Dehnlagerungen werden innerhalb des Atemübungsprogramms beschrieben, da sie jedes Übungsprogramm sehr bereichern.

Ausgangsstellungen

Die richtige Einhaltung einer korrekten Ausgangsstellung wird oft vernachlässigt. Dabei hängt von ihr ein beträchtlicher Wert der Übung ab. Eine unkorrekte Ausgangsstellung wird den Sinn und Zweck einer Übung reduzieren und verfälschen. Deshalb werden an dieser Stelle zuerst die in den Übungsprogrammen angegebenen Ausgangsstellungen erklärt und beschrieben. Es ist wichtig, sich diese Ausgangsstellungen immer wieder zu vergegenwärtigen und die eingenommene Haltung zu Beginn und, wenn nötig, auch während einer Übung aufs neue zu korrigieren.

Stand

Die Füße stehen parallel – schulterbreit – auseinander. Die Zehenspitzen zeigen nach vorne. Auf die Knie muß geachtet werden. Sie dürfen nicht starr und steif durchgestreckt sein, sondern sollen im Kniegelenk locker und elastisch sein. Alle Gelenke, also Fuß-, Knie-, Hüft- und Schultergelenk, sind wie Bauklötze übereinander aufgebaut. Die *Schultern* dürfen nicht hochgezogen sein, aber genausowenig vorne runterhängen. Die Oberarme und Schultern sollen entspannt und eher nach unten hinten gerichtet sein.

Dem *Becken,* das in der Körpermitte liegt, kommt eine zentrale Bedeutung zu. Hier, im Zentrum unseres Bewegungsapparates, befindet sich unser größtes Gelenk und die stärksten Muskeln. Nur wenn das Becken sich in der richtigen Lage befindet, können sich Brustkorb, Schultergürtel und Kopf korrekt, frei und beweglich darüber aufrichten.

Das Becken soll auf keinen Fall nach hinten fallen und so für ein ausgeprägtes Hohlkreuz, Rundrücken, hängende Schultern und eine überstreckte Halswirbelsäule sorgen, sondern richtig wäre ein leicht gekipptes Becken, auf dem sich die Wirbelsäule lotrecht aufrichtet (s. Abb. S. 77).

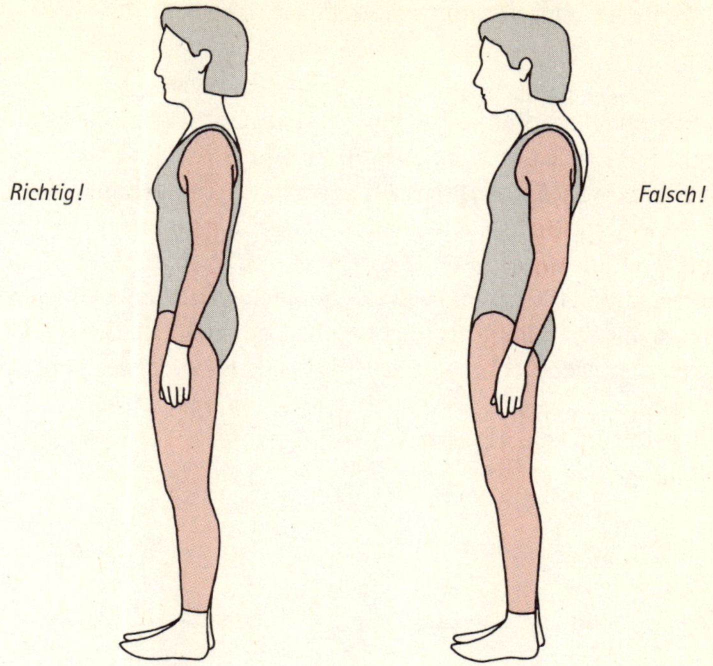

Man sollte sich auch immer wieder daran erinnern, daß die Bauch-, Gesäß- und Beckenbodenmuskulatur etwas angespannt sind, um diese gute Haltung zuerreichen.

Das beste Bild, um sich eine korrekte Haltung im Stand vorzustellen und aneignen zu können, ist das einer afrikanischen Frau, die eine Last auf dem Kopf trägt. Dem Europäer, dem oft eine ausgewogene Haltung im Stehen abhanden gekommen ist und der Schwierigkeiten hat, sie sich nun so plötzlich wieder anzueignen, sei eine Übung empfohlen, die immer wieder überall angewandt werden kann:

Übung für eine ausgewogene, harmonische Ausgangsstellung im Stand

Übung 1

Mit dem gestreckten Kopf, aber nicht mit krampfhaft angespanntem Körper, locker vor bis auf die Zehenspitzen und zurück auf die Fersen wippen. Die Atmung einfach ihrem natürlichen Rhythmus überlassen.

Übung 2

Wie Übung 1, aber beim Vorwippen sich ganz hoch auf die Zehenspitzen strecken, beim Zurückwippen das Gewicht ganz auf die Fersen verlagern und dabei den Atem locker und natürlich mitschwingen lassen.

Grätschstand

Hier gilt das gleiche wie beim Stand, nur daß die Beine weiter auseinanderstehen.

Kniestand

Im Kniestand sind Oberkörper und Oberschenkel senkrecht aufgerichtet. Die Oberschenkel bilden zu den Unterschenkeln einen rechten Winkel. Auf die richtige Haltung des Beckens und des Schultergürtels muß – wie beim »Stand« beschrieben – geachtet werden. Die Fußrücken liegen beim Kniestand locker und entspannt auf dem Boden auf.

Vierfüßlerstand

Aus dem Kniestand vorbeugen und die Hände schulterbreit aufsetzen. Das Gewicht ruht auf Händen und Füßen. Oberschenkel und Arme stehen senkrecht und bilden zu der Wirbelsäule einen rechten Winkel. Die Ellenbogen sind nicht überstreckt, sondern locker in den Gelenken, während die Hände leicht nach innen gerichtet sind. Der Kopf wird in Verlängerung der Wirbelsäule gehalten.

Sitz

a) Sitzen auf dem Boden

Beim Sitzen auf dem Boden gibt es einige Variationen:
Fersensitz
Langsitz
Hocksitz
Grätschsitz
Schneidersitz

b) Sitzen auf dem Hocker

Hier kommt es – wie beim Stand – darauf an, das Becken aufgerichtet zu halten. Der Kopf bildet den thronenden Abschluß in diesem Aufbau. Die Arme hängen locker herunter oder sind mit den Handflächen neben dem Körper entspannt aufgestützt, die Fingerspitzen zeigen dabei nach vorne. Sie können auch auf den Oberschenkeln ruhen.

Fersensitz

Aus dem Kniestand zurück auf die Fersen sitzen.

Langsitz

Die Beine und Füße liegen geschlossen und gestreckt hüftbreit nebeneinander.

Hocksitz

Aus dem Langsitz die Beine zum Körper hin anziehen bzw. anhocken, die Füße sind aufgestellt.

Grätschsitz

Wie Langsitz, nur liegen die Beine gegrätscht auseinander.

Schneidersitz

Es wird der Schneidersitz als eine der **ausgewogensten** Stellungen der Atemtherapie bezeichnet. Für eine gute Vollatmung ist er besser geeignet als der Sitz auf dem Stuhl. Die breite und ruhige Basis kann besonders gut empfunden werden. Das atemrhythmische Weitwerden bezieht sich in besonderem Maße auf die Rumpfmitte.

Beide Beine vor dem Körper kreuzen. Die Fußkanten ruhen auf dem Boden. Die Arme hängen locker herunter und die Hände ruhen entspannt übereinander im Schoß oder liegen auf den Oberschenkeln.

c) Sitzen auf dem Stuhl

Diese Ausgangstellung ist besonders geeignet für ältere, gebrechliche oder kranke Menschen. Sie kann aber auch im Alltag »so mal zwischendurch« am leichtesten eingenommen werden.

Die richtige Sitzhaltung beim Üben

Sich auf das vorderste Drittel eines Hockers oder Stuhls setzen. Der Rücken ist aufrecht, die Füße und Knie stehen hüftbreit auseinander. Die Arme hängen seitlich herab oder die Hände ruhen auf den Oberschenkeln. Wie beim Stehen soll der Kopf dabei aufrecht, so als ob z.B. ein Buch darauﬂiegen würde, gehalten werden. – Der Stuhl sollte so hoch sein, daß die Oberschenkel zum Boden eine Parallele bilden. Zwischen Ober- und Unterschenkel sowie dem Oberschenkel und Rumpf besteht dann ein rechter Winkel.

Seitlage

Gestreckte Seitlage

Auf einer Seite liegen. Beide Beine sind gestreckt und übereinander. Der untere Arm liegt unter dem Kopf und bildet eine gerade Linie mit dem Körper. Der obere Arm wird im Ellenbogen angebeugt und mit der Hand vor der Brust aufgestützt. Die Hand liegt parallel zum Körper.

Seitenlage mit angebeugtem Knie

Wie oben, jedoch wird das obere Bein im Knie angewinkelt und vorne auf dem Boden abgelegt.

Bauchlage

Flach mit dem Bauch auf der Unterlage liegen

Die Beine liegen hüftbreit auseinander und die Arme ruhen entspannt neben dem Körper, die Handflächen zeigen nach oben. Der Kopf ist zu einer Seite hin gedreht. Drücken die Beckenknochen schmerzhaft gegen die Unterlage oder treten in dieser Lagerung Rückenschmerzen auf, kann man ein kleines Kissen oder zusammengefaltetes Handtuch unter den Bauch legen.

Rückenlage

Flach auf dem Rücken liegen

Die Beine liegen hüftbreit und locker auseinander, wobei die Füße leicht nach außen fallen. Die an der Körperseite liegenden Arme sind etwas angewinkelt und ruhen mit den Handflächen nach unten auf der Unterlage.

Rückenlage mit aufgestellten Beinen

Die Rückenlage kann so abgeändert werden, daß die Beine nicht gestreckt, sondern in den Knien gebeugt und aufgestellt werden. Die Füße zeigen dann nach vorne. Diese Lage ist besonders für rückengeschädigte Patienten zu empfehlen.

Die Übungen

Vorübungen - Nasen(atem)übungen

(Lesen Sie dazu noch einmal das Kapitel »Die Nase« Seite 17 ff.).

Übung 1 *Gesichtsmassage*
Das ganze Gesicht, zum Schluß die Nasenflügel und den Nasenrücken mit den Fingerkuppen leicht ausstreichen. Die Atmung kann nur dann gut und gelöst sein, wenn wir lernen, unsere Gesichtsmuskeln entspannt sein zu lassen. Um dies zu erreichen, müssen wir sie jedoch zuerst kennen und wahrnehmen lernen. Wie oft verstellen wir uns, unterdrücken etwas, ziehen ärgerlich die Stirn in Falten, verkrampfen bei angespannter Arbeit oder bei Wut die Kiefer- und Wangenmuskeln? Viele seelische Zustände setzen sich in verspannten Gesichtsmuskeln ab. Deshalb ist es sehr wichtig, zuallererst diese Muskelchen kennen- und entspannen zu lernen. Außerdem werden dadurch die Durchblutung, der Schleimtransport, der Lymphstrom und manche Nerven angeregt. Spezielle Übungen und Massagegriffe dafür werden in dem unten genannten Buch ausführlich und auchbildhaft beschrieben. Es würde hier zu viel Platz wegnehmen, genauer auf diese Techniken einzugehen.

Übung 2
Das ganze Gesicht, zum Schluß die Nasenflügel und den Nasenrücken mit den Fingerkuppen leicht beklopfen.

Übung 3
Wie oben, jedoch beim Beklopfen der Nase ein langes »nnnnnn ... «oder »nggg ... « tönen lassen. Auf die Resonanz in der Nase achten.

Übung 4
Zur Wahrnehmung der Nase mit den Fingerkuppen leicht ihre Umrisse abtasten und -fühlen.

Übung 5
Mit Daumen und Zeigefinger die Nasenflügel vorne kneten (man kann sich dabei vorstellen, es wären Pferdenüstern).

Übung 6
Beide Nasenflügel mit Daumen und Zeigefinger nach unten wegziehen.

Übung 7
Daumen und Zeigefinger leicht an die Außenseite der Nasenflügel (ganz vorn) legen. Dann versuchen, die Nasenflügel im Wechsel so weit und so eng wie möglich zu stellen. Mit den Fingern nur nachspüren.

Übung 8
Wie oben die Finger wieder an die Außenseite der Nasenflügel anlegen. Dann gegen den Widerstand der Finger (der variieren kann) die Luft langsam einsaugen und spüren, wie sich die Nasenflügel dabei eher enger stellen. Falls es bei Ihnen umgekehrt ist, müssen Sie die Nasenatmung wieder besonders gut und intensiv üben.

Übung 9 *Nasen-Wechselbäder*
Sie brauchen eine Schüssel mit heißem und eine mit kaltem Wasser. Dann einen Waschlappen zuerst in die erste Schüssel eintauchen und über die Nase legen. Evtl. ein zweites Mal wiederholen. Dann das gleiche mit dem kalten Wasser, aber nur etwa 10 Sekunden.

Übung 10 *Nasenspülungen*
Sie sind ein bewährtes Mittel, die Nase freizumachen und auch den Kopf- und Rachenbereich zu reinigen. Ziehen Sie mit einem Nasenloch (abwechseln) lauwarmes bis kaltes Wasser entweder aus der hohlen Hand oder aus einem Gefäß hoch. Dann wieder durch Nase oder Rachen rausfließen lassen. Dem Wasser kann etwas Salz beigemischt werden.

Übung 11 *Einseitige Nasenatmung*
Dies ist eine der wertvollsten und wirkungsvollsten Atemübungen und kann nicht oft genug angewandt werden.

Mit dem Daumen der linken Hand das linke Nasenloch zuhalten, durch das rechte einatmen. Dann mit dem Zeigefinger der gleichen Hand das rechte Nasenloch zudrücken und durch das linke ausatmen. 4–5mal.

Der Übung nachspüren. Beide Nasenseiten vergleichen. Gibt es einen Unterschied? Danach umgekehrt üben. Nachspüren. Sicher werden Sie festgestellt haben, daß nicht nur die Nase und oberen Luftwege sich freier, gereinigter und offener anfühlen, sondern auch das Gehirn.

Diese Übung hat auch eine positive Wirkung auf die Nebenhöhlen und hilft bei Kopfschmerzen, Schlaflosigkeit sowie Unruhezuständen. Sie beruhigt das Nervensystem, entspannt und erfrischt den Organismus, kräftigt die Atemmuskeln und sorgt für einen kräftigeren Rücktransport des venösen Blutes (bei Krampfadern oder Stauungen im Beckenbereich besonders zu empfehlen).

Übung 12 *Schnuppern / Schnüffeln*
Noch effektiver wird die oben beschriebene Übung, wenn die Luft durch ein Nasenloch eingeschnüffelt wird, so als ob man an einer Blume röche. Wir schnüffeln dabei die Luft mit kleinen vibrierenden Stößen ein, die schnell aufeinander folgen. Dann langsam durch das andere Nasenloch vollständig ausatmen.

Spüren Sie, wie bei der Schnüffelatmung der Luftstrom vorwiegend im oberen Nasengang hindurchstreicht, am Riechzentrum vorbei, die dort plazierten Nervenzellen aktiviert, das Gehirn angenehm kühlt und erfrischt, schließlich den Rachen erreicht und tief nach unten sinkt. Stellen Sie sich die Ausatmung genauso auf dem entgegengesetzten Wege vor.

Beachten Sie bei dieser Übung besonders drei Dinge:

1. Das ganze Gesicht sollte dabei entspannt bleiben (dies gelingt Ihnen bestimmt, wenn Sie davor Gesichtsmuskelübungen gemacht haben).
2. Die verstärkte Zwerchfellbewegung. Sie können jeweils die freie Hand auf den Zwerchfellbereich legen und spüren, wie es beim Schnüffeln (wie auch Lachen) »hüpft«, beweglich und mobilisiert wird. Durch diese Übung wird es auch gestärkt.

3. Bei der Schnupperbewegung sollten die Nasenflügel sich automatisch ein wenig verengen.

Variation: Diese uralte Yoga-Übung kann sehr gut mit der Aromatherapie verbunden werden, der man einen großen Einfluß auf Körper, Geist und Seele, also auch auf das Gehirn und Gemüt nachsagt. Man macht sich dabei die sehr alte Erfahrung zunutze, daß natürliche aromatische pflanzliche Duftstoffe wie z.B. ätherische Öle Heilkraft* in sich bergen. Schon die alten Ägypter wußten um die Wirkungsweisen aromatischer Heilpflanzen, und auch die Chinesen verwandten Räucherwerk und Kräuter. In den flüchtigen Ölen aromatischer (dieses Wort stammt aus dem Griechischen und bedeutet »Himmelsluft«) Pflanzen konzentriert sich deren Heilkraft. Da diese gelösten Aromastoffe besonders leicht von der Haut, den Schleimhäuten und den Riechzellen aufgenommen werden, eignen sie sich besonders gut zum Inhalieren oder einfach nur Einschnuppern durch die Nase. Man kann z.B. 1–2 Tropfen japanisches Heilpflanzenöl auf den Handrücken träufeln und dann mit der Nase daran schnüffeln.

Übung 13 *Blasebalg- oder Hechelatmung*

So wie die Luft bei der Einatmung stoßweise eingeschnüffelt werden kann, kann sie auch beim Ausatmen stoßweise (»staccato«) entweder durch den Mund (Lippenbremse!) oder die Nase abgegeben werden. Man stelle sich dabei z.B. einen Hund vor, der dieses Hecheln wunderbar beherrscht oder ein Feuer, das man anfachen will. Bei diesem Hecheln wird das Zwerchfell in feine, elastische Vibrations- bzw. Schüttelbewegungen versetzt, die Ausatemmuskulatur wird gestärkt. Die Schultern sollen dabei keinesfalls hochgezogen werden; die Stoßbewegung kommt allein aus dem Bauch- und Beckenbereich heraus. *Positive Nebenwirkung:* Verkrampfungen in der gesamten Leibesmitte werden aufgehoben, die Verdauungsorgane aktiviert.

---

* Gerhard Leibold: *Aromatherapie. Die schützende und heilende Kraft der Wohlgerüche und Essenzen.* Oesch Verlag, Zürich 2006

1. Übungsprogramm *(Einführung)*

1. Übung *Einleitung / Atemreiz setzen, Atembewegung überall spüren*

Diese Übung ist ideal an den Anfang eines jeden Übungsprogrammes zu setzen. Es ist vorteilhaft, jedes Übungsprogramm mit ihr einzuleiten.

Locker und beschwingt – am besten auf Musikbegleitung – durch den Raum vorwärts, rückwärts oder seitwärts gehen. Währenddessen verschiedene Bewegungen ausführen, wie z.B.

- Apfelpflücken (mit den Armen abwechselnd nach oben ziehen),
- Storchenschritte (ein Knie hoch anheben, dann den Unterschenkel vorstrecken und einen großen Schritt machen),
- in alle Richtungen boxen,
- Arme vorwärts, rückwärts oder seitwärts kreisen,
- Arme schwingen,
- abwechselnd das rechte/linke Knie hochziehen und gleichzeitig den seitgleichen Arm nach unten strecken,
- abwechselnd den rechten/linken Unterschenkel hinten hochziehen und gleichzeitig mit der gegengleichen Hand an die Fersetippen,
- die Arme vor dem Körper überkreuzen, dann seitlich zurückstrecken. Sie können manchmal auch kurz stehen bleiben und z.B.
- mit den Füßen an der Stelle auf und ab federn,
- am Ort auf einem Bein locker hüpfen und das andere wegschleudern.

Wenn Sie das Gefühl haben, den Körper und die Glieder genügend erwärmt sowie für eine Belebung der Atmung gesorgt zu haben, bleiben Sie entweder irgendwo aufrecht, mit leicht gebeugten Knien locker (nicht schlacksig) stehen oder setzen sich in aufrechter Haltung auf einen Stuhl. Wenn Sie wollen, schließen Sie die Augen, und versuchen Sie mit Ihren Händen überall die Atmung zu spüren. Wandern Sie mit den Händen über den ganzen Oberkörper vorne, seitlich und auch hinten. Fragen Sie sich währenddessen:

- Wo kann ich die Atembewegung spüren?
- In welcher Körperpartie kann ich sie besonders gut fühlen, wo vielleicht nur minimal?

Nehmen Sie sich für diese Übung viel Zeit und verschieben Sie Ihre Hände immer wieder auf andere Körperstellen.

2. Übung *Atemwahrnehmung in der Rückenlage*
Auch diese Übung sollte in sämtliche Übungsprogramme, die Sie ausführen, eingeschoben werden. Vorteilhaft ist sogar, sie ab und zu im Alltag einzuschieben, sich selber dadurch zu beruhigen, aufzutanken, aber auch sich leistungsfähiger zu machen und die Atmung mitsamt dem Sauerstoffgehalt im Blut zu verbessern. Es wird dem Körper und der Psyche nämlich immer gut tun, sich im Alltagsstreß ein paar Minuten Zeit zu nehmen, sich hinzulegen und der Atmung zu lauschen.

Übung: Legen Sie sich bequem und entspannt auf eine warme Decke, die auf dem Boden liegt oder auf eine harte Matratze. Versuchen Sie abzuschalten, sich zu entspannen, und beginnen Sie nun Ihren Atem zu beobachten.

Stellen Sie sich dabei vor:
Bauch- und Brustraum weiten sich wie ein Blasebalg, eine Ziehharmonika oder ein Luftballon. Zuerst füllt sich der Grund, die Basis der Lunge, dann die mittlere Lunge und die Lungenspitzen. Nehmen Sie auch die ein- und ausströmende Luft in den Atemwegen wahr: Wie sie durch die Nase einströmt, vorbei an einem Labyrinth muschelförmiger Einzelkanäle, durch die die Oberfläche der die Nasenhöhlen auskleidenden Schleimhaut vergrößert wird, sodaß mehr Luft mit der reinigend und befeuchtend wirkenden Schleimhaut in Berührung kommen kann. Außerdem kann der Nasenschleimhaut eine nervös reflektorische Fernwirkung auf andere innere Organe nachgewiesen werden. Legen Sie besonderen Wert darauf, die Luft in den oberen Nasenmuscheln zu spüren, wie sie am Siebbein

vorbeistreicht, das mit dem Gehirn durch die Riechnerven (die durch Löcher im Knochen in das Gehirn gelangen) in direkter Verbindung steht, und wie sie auch die Hypophyse, die unter den Augenbrauen liegt, unterströmt und auf diese sowie das Gehirn, anregend wirkt.

Des weiteren nehmen Sie den Luftstrom wahr, wie er an der Nasenwurzel vorbei, den Rachenraum erreicht, dann Kehlkopf und Stimmbänder passiert und schließlich durch einen langen Kanal, der Luftröhre, bis zum obersten Drittel der Lunge in den Brustkorb gelangt, wo dieser sich in zwei Röhren, den sogenannten beiden Stammbronchien aufgabelt. So erreicht die Luft den weit verzweigten Bronchialbaum, an dessen Ende die kleinen Lungenbläschen sitzen, wo der Sauerstoff aus der Luft in das Blut übergeht und im umgekehrten Fall das Kohlendioxid aus dem Blut in die Lungen durchdringt. Stellen Sie sich die Luftröhre am Anfang wie einen weiten Trichter vor, der sich dann in einen langen Kanal erschließt.

Den Ausatemstrom stellen Sie sich genau umgekehrt vor. Während die Atemluft den Körper verläßt, lassen Sie bewußt Verspannungen, Blockaden los und bedenken, wie alle Stoffwechselschlacken, Abfall- und Giftstoffe aus dem Körper ausgeschieden werden. Vielleicht hilft es Ihnen, wenn Sie vor dieser Übung noch einmal die Abb. 1 (S. 18) und 2 (S. 22) betrachten, um sich den Weg des Luftstromes noch besser vorstellen zu können.

Später können Sie sich dazuhin vorstellen, wie der eingeatmete Sauerstoff jede (noch so entfernt liegende) Körperzelle erreicht und der Ausatemstrom für deren Reinigung sorgt.

Wir nehmen auch die ein- und ausströmende Luft in der Nase wahr. Dauer: 6–10 Atemzüge lang, wenn Sie sich wohl fühlen auch länger. Nach dieser Entspannungsübung können Lockerungs- und Dehnübungen, beweglichmachende Übungen, wie vorher beschrieben, die Muskeln und den Organismus auf die nächsten Übungen vorbereiten oder einfach (auch zwischen den einzelnen Übungen) geschmeidig und elastisch machen sowie die Durchblutung anregen.

Diese grundlegende Atem-, Entspannungs- und Konzentrationsübung sollte nicht nur den 1. Schritt zu jedem folgenden Übungsprogramm darstellen, sondern kann auch zwischen den einzelnen Übungen gewinnbringend angewendet werden. Sie hilft uns zur inneren Sammlung, zum

Abschalten von Alltagsproblemen, dient der Überprüfung der Haltung und macht uns die eigene Atmung sowie das, was in uns geschieht, bewußter. Schließen wir eine Atemübung oder ein Atemübungsprogramm mit der entspannten Ruhelage ab, können wir den Unterschied der Atemqualität und des Körpergefühls zu Anfang und am Ende feststellen.

3. Übung *Bauchatmung in der Rückenlage*
Sich bequem auf den Rücken legen und beide Beine aufstellen. Dann beide Hände auf den Bauch legen und langsam durch die Nase einatmen. Fühlen, wie der Bauch sich hebt, das Zwerchfell die Bauchorgane nach unten und außen drückt und so der Lunge Platz schafft. Danach die verbrauchte Luft langsam durch die Lippen (Lippenbremse!) oder auf ein sanftes »s«, »sch« oder »fff« ausströmen lassen und fühlen, wie der Bauch sich senkt, das Zwerchfell sich entspannt und wieder nach oben steigt.

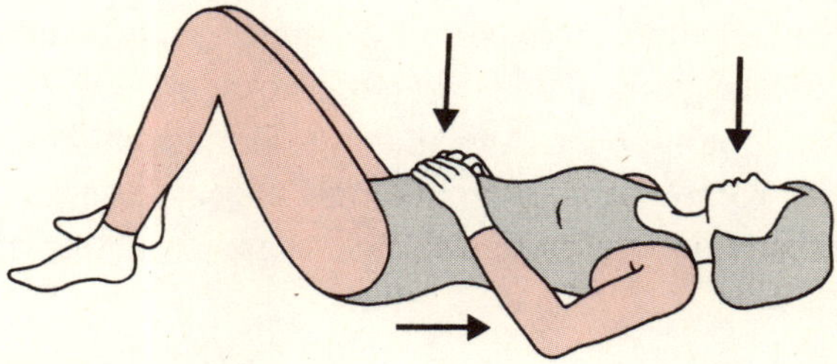

4. Übung *Rückenlage*
Ruhig und gelassen einatmen. Beim Ausatmen mit beiden Händen abwechselnd das rechte/linke Knie zum Bauch herziehen und dadurch das Zwerchfell etwas zusammenpressen. Zusatz: Routinierte können während der Ausatmungsphase auch noch den Kopf anheben und das Kinn zum Brust-bein hin drücken.

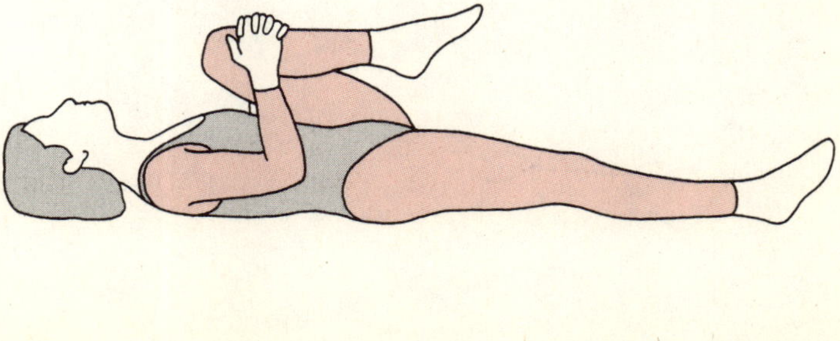

5. Übung *Lang- bzw. Strecksitz*

Die Hände so hinten aufsetzen, daß die Fingerspitzen nach vorne zeigen. Der Oberkörper neigt sich dadurch etwas nach hinten. Gelöst und entspannt den Einatemimpuls abwarten und dabei den ganzen Rücken bis zu den Füßen und in die Zehenspitzen hinein strecken. Bewußt erleben, wieder Bauch sich ausdehnt und auch der Brustkorb mitsamt den Flanken weit wird. Die Luft breitet sich von der Lungenbasis bis in die Lungenspitzen aus. Unbedingt darauf achten, den Kopf nicht in den Nacken abzuknicken; zwischen Steißbein und Halswirbelsäule besteht eine gerade Linie. – Nach dieser tiefen Einatmung muß natürlich auch tief, langsam und lange ausgeatmet werden. Dabei die Füße anbeugen und den Kopf leicht vorbeugen. Das Kreuz rundet sich etwas.

Abwandlung: a) Wie oben, jedoch die Beine grätschen. Beim Einatmen sich auch auf die Ausdehnung des Beckenbodens konzentrieren. Beim Ausatmen den Beckenboden bewußt nach innen oben ziehen. Der Beckenboden ist bei einer guten Atmung immer auch beteiligt, weshalb man auch von einem Beckenbodenzwerchfell spricht.

b) Wie Grundübung oder Abwandlung a), jedoch beim Einatmen abwechselnd die rechte/linke Beckenhälfte anheben und zur gegengleichen Seite drehen, beim Ausatmen in die Ausgangsstellung zurück ablegen.

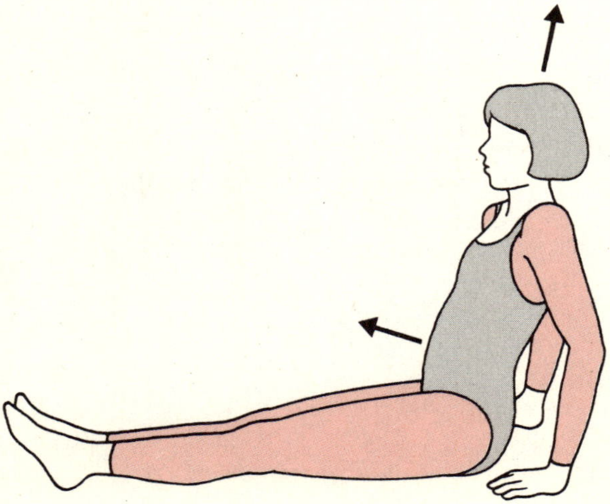

6. Übung *Schneidersitz*

Die Füße liegen voreinander, der Rücken ist gerade. Beide Hände auf die Knie legen und diese beim Einatmen nach unten drücken. Sich dabei vorstellen, wie der Atem zuerst nach unten zu Bauch und Becken bzw. zum Steißbein fließt, dann an der Wirbelsäule entlang hochsteigt bis zum Gehirn. Er richtet die Wirbelsäule auf und läßt den Hals mit Kopf nach oben wachsen. Wir sollten aber darauf achten, daß die Schultern nicht hochgezogen werden. Beim Ausatmen die Spannung loslassen, gelöst, aber aufrechtsitzen bleiben und spüren wie die Bauch- und Beckenregion sowie der obere Brustkorbbereich, schmäler werden.

a) Einatmungsphase wie oben, beim Ausatmen die Knie aufstellen, wobei die Hände die Knie etwas führen. Die Füße bleiben an ihrem Platz.

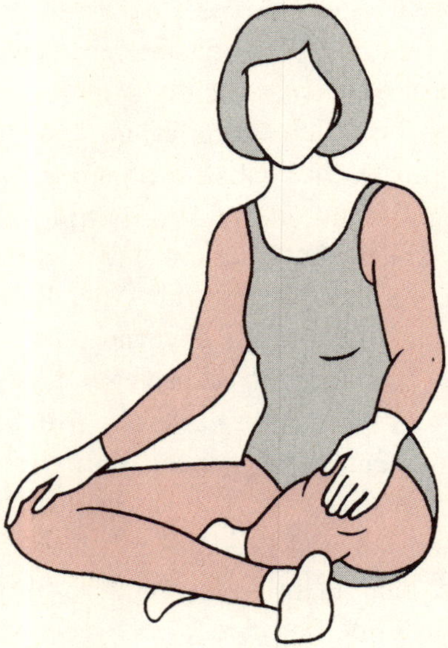

2. Übungsprogramm

1. Übung

Streck- und Dehnübung (im Stehen, Sitzen oder Liegen möglich):
sehr geeignet, um am frühen Morgen auszuüben. Körper, Geist und Seele werden auf effektive Weise wach, geschmeidig, leistungsstark, flexibel sowie aufnahmebereit, um ein jedes Übungsprogramm zu beginnen. Die gleiche Übung läßt sich anwenden, wenn man sich tagsüber mal schlapp, müde und lustlos fühlt. Alle Funktionen des Körpers werden so zu einer erhöhten Tätigkeit angeregt.

Übung: *Stand oder Sitzen auf einem Hocker*
Die Hände anbeugen und mit den Handflächen bzw. den Handballen in alle möglichen Richtungen ziehen bzw. diese wegschieben. Der eigenen Phantasie ist dabei keine Grenze gesetzt. Das eine Mal zieht die eine Hand schräg nach oben, die andere nach unten, das nächste Mal genau umgekehrt, dann kann man sich auch mal mit einer Hand auf einem Knie abstützen, wobei die andere Hand nach vorne oder nach oben schiebt usw. Wichtig ist dabei, daß die Streckbewegung des Armes auf den Rumpf übergeht. Man kann sich eine Katze als Vorbild nehmen, die das Räkeln und Strecken, das durch den ganzen Körper geht, besonders gut beherrscht.

Die Bewegungen langsam und bewußt ausführen, so lange es einem gefällt, dann aufrecht, aber gelöst stehen oder sitzenbleiben und der Übung nachspüren. Wie fühlt sich der Körper jetzt an? Fühle ich mich vielleicht belebter, weiter, geschmeidiger oder eventuell ruhiger, gelöster, gelassener?

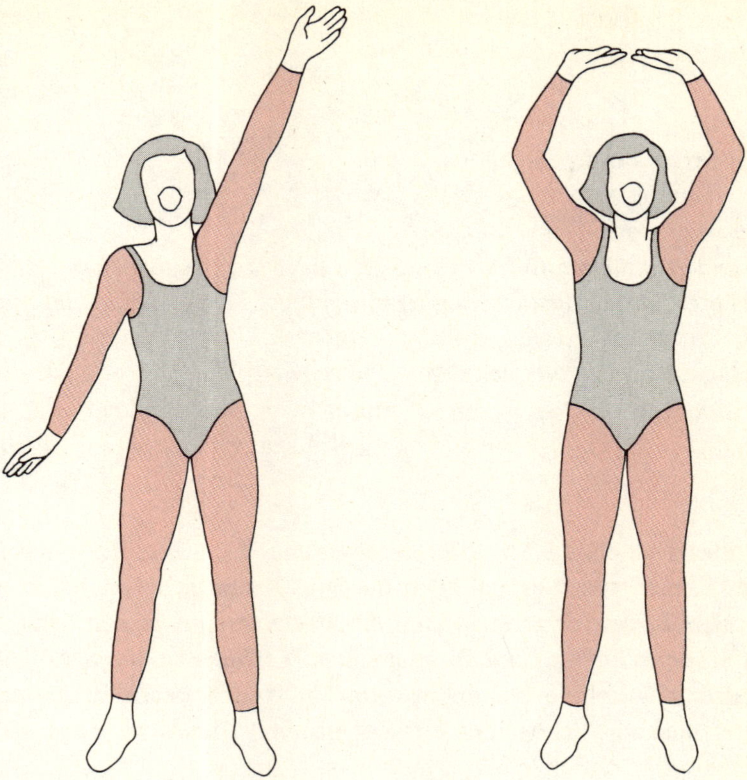

2. Übung *Dehnen und Gähnen*

Wenn Sie mögen, versuchen Sie beim Räkeln und Dehnen noch zu gähnen. Das lockert den Körper und die Atemmuskeln noch mehr. Außerdem wird die Sauerstoffaufnahme erhöht.

Das Gähnen selber stellt einen Dehnvorgang der Rachenhöhle und des Gaumensegels dar. Es ist die natürlichste Tiefenatemübung überhaupt und entspringt einem Sauerstoffmangel des Körpers oder besser einem Überschuß an Kohlensäure im Blut. Manchmal ist dabei das Gehirn zu wenig durchblutet. Beim Gähnen werden die Kiefer- und Wangen- sowie andere Gesichtsmuskeln nebst den Atemmuskeln gedehnt. Erspüren Sie dies. ALICE SCHAARSCHUCH, eine namhafte Atemtherapeutin betont, daß

Tip:
Auch das Kreuz kann gedehnt werden, wenn die Arme nach unten ziehen, die Brustwirbelsäule kann ebenfalls gedehnt werden, wenn die Hände und Arme nach vorne geschoben werden.

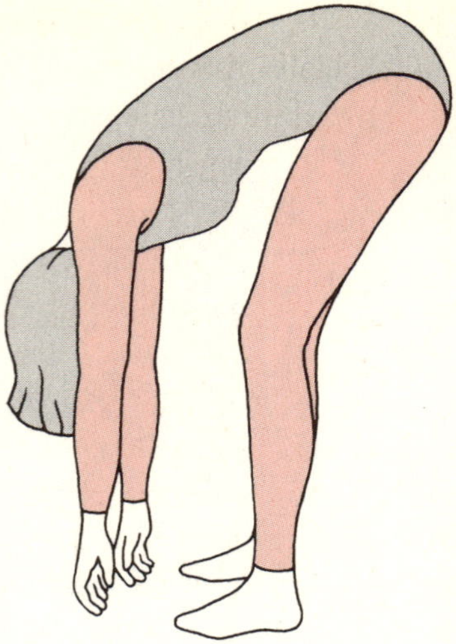

sich bei dieser Ur- und Naturform der Tiefatmung die Atemregionen im gesamten Körper **vom Beckenboden bis zum Nasenrachenraum** hinauf dehnen. Man kann sich dies als eine Art »Durchzug« zwischen dem gewölbten Rachenraum und dem gleichzeitig sich ausdehnenden Beckenboden vorstellen. Alle Innenwände des Brustkorbes und Bauch-Beckenraumes weiten sich aus. Beobachten Sie dies nun bei sich selbst.

Übung
Dehnen Sie sich ausgiebig wie eine Katze oder auch wie ein Kleinkind und öffnen Sie dabei Mund und Schlund so weit wie möglich. Spüren Sie, wie der obere Rachenraum sich weiter hoch wölbt und auch das Zäpfchen sich anhebt? Der Gähnreiz wird sich ganz von selbst einstellen.

Die Spannung mündet schließlich in ein befreiendes und gelöstes Ausatmen. Unter- und Oberkiefer entspannen sich langsam, sowie alle anderen Gesichts- und natürlich Atemmuskeln. Sie können dabei die Arme einfach senken oder dazuhin auch noch die Knie etwas beugen, den Oberkörper vorbeugen und die Arme vorne herunterhängen lassen. Gut tut, die Ausatmung mit einem genußvollen Seufzen geschehen zu lassen. Nach der Atempause sich wieder aufrichten und der Übung nachspüren.

Spüren Sie der Dehnarbeit nach. Hat sich etwas im Körper verändert? Hat sich ein Wohlgefühl im ganzen Körper ausgebreitet?

Sind Ihnen vielleicht die Tränen gekommen oder ist Ihnen die Nase gelaufen? Wurde Ihnen so richtig warm und wohlig währenddessen oder danach beim Nachspüren? A. SCHAARSCHUCH betont, daß dies alles Zeichen dafür seien, daß die Drüsen, Schleimhäute und Blutgefäße sowie das ganze Vegetativum kräftig arbeiteten und in gründliche Bewegung gerieten. Wiederholen Sie diese Übung so oft Sie wollen, so oft Sie Ihnen guttut.

3. Übung *Reinigungsatemübung im Stehen*
Stand, ein Fuß auf einem Hocker oder Schemel abgestellt oder einfach ein Knie erhoben (wenn das Gleichgewicht so gehalten werden kann), beide Arme ringförmig nach vorne strecken und die Hände um das Knie legen. Dann das Bein nach hinten strecken und gleichzeitig die Arme kräftig nach hinten schlagen, als ob man mit den Händen einen schweren Gegenstand wegdrücken wollte, dabei kräftig (diesmal eher kurz) auf »puuh« ausatmen. Im Wechsel mit beiden Beinen. Eingeatmet wird bei dieser Übung, wenn das jeweilige Knie vorne erhoben und der Rücken darüber gebeugt, also gerundet ist, wobei die Hände um die Knie liegen.

4. Übung *Stand oder auf einem Hocker sitzen*
Hände in die Hüfte aufstützen

a) Das Becken kippen und aufrichten (das Kreuz »hohl« und »rund« machen). Den Atem ruhig fließen lassen.

b) Wie a), aber beim Beckenkippen einatmen und beim Becken aufrichten ausatmen.

Achtung: Der Rücken bleibt immer gerade. Beim Einatmen dehnt sich die Bauchdecke und Taille durch das sich senkende Zwerchfell etwas aus, beim Ausatmen verschmälert sich die Taille.

5. Übung *Stand oder auf einem Hocker sitzen*
Den rechten Arm langsam hochführen und einatmen. Der Kopf bleibt dabei gerade und wird nicht in den Nacken gelegt, die Wirbelsäule ist aufgerichtet. Beim Einatmen ist darauf zu achten, daß der Bauch nicht

hochgezogen wird, sondern zum Bauch hin nach unten einatmen. Dann steigt die Atemluft hoch und dehnt vor allen Dingen den rechten Brustkorb und die rechte Flanke.

Beim Ausatmen wird der Arm langsam gesenkt und hängt zum Schluß schwer nach unten. Sie spüren, wie die Luft entweicht und Bauch, Brustkorb und Flanken enger werden.

Im Wechsel den rechten und linken Arm heben und senken.

6. Übung *Vierfüßlerstand*

Abwechselnd den rechten/linken Arm hochstrecken und dabei zur Hand schauen, einatmen. Dann den Arm zurückführen, die Hand auf dem Boden aufsetzen und den Kopf senken, ausatmen.

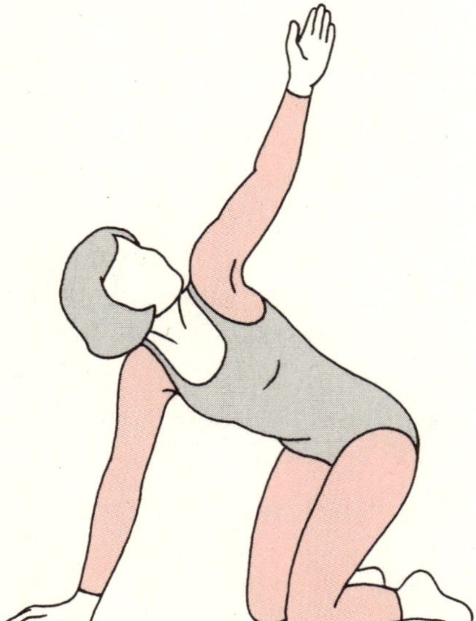

7. Übung *Bauchlage*

Beide Arme waagerecht zur Seite strecken, wobei der Kopf auf der Stirn ruht. Abwechselnd den rechten/linken Arm seitlich hochheben, sodaß sonst nichts abhebt, gleichzeitig den Kopf auf die Seite des hochgehobenen Armes drehen, einatmen. Dann den Arm senken, schwer liegen lassen, die Stirn zurücklegen und langsam ausatmen.

8. Übung *Seitlage mit angebeugtem Knie*

Auf der rechten Seite liegen. Langsam den Kopf, den linken Arm und den Oberkörper zurückdrehen. Die linke Flankendrehung beachten und bewußt dorthin einatmen.

a) Dann langsam zurückdrehen in die Ausgangsstellung und gelöst ausatmen. In dieser Seitlage 3–4mal üben.

Danach sich auf den Rücken legen und beide Beine aufstellen. In dieser entspannten Position ruhig nachatmen und in Gedanken beide Seiten vergleichen. Fühlt sich die gerade beübte Seite anders an als die andere? Vielleicht weiter, leichter, gelöster?

Dann die andere Seite. Danach wieder ruhig nachatmen. Beachten, daß auch das ruhige Nachatmen sehr wichtig ist und nicht schnell oder hastig geschehen sollte.

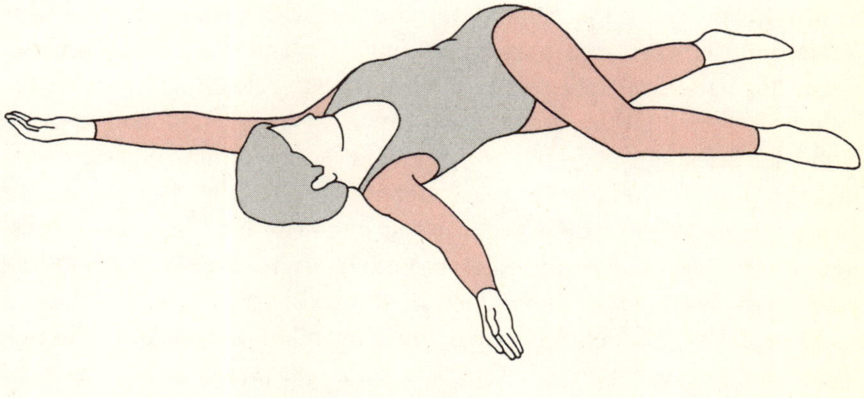

b) In der Dehnlage 30 Sek. bis 3 Minuten (wenn Sie wollen, auch noch länger) verharren und gelöst ein- und ausatmen. Dabei den Atem spüren, wie er die jeweilige Seite weitet und wieder schmäler werden läßt. Bevor die Seite gewechselt wird in der Rückenlage mit angestellten Beinen ruhig nachatmen.

3. Übungsprogramm

1. Übung *Stand oder auf einem Hocker sitzen*
Abwechselnd den rechten/linken Arm hochstrecken, einatmen. Dann den Oberkörper vorbeugen, den Arm fallen lassen und nach hinten zurückschwingen und schließlich auspendeln lassen, ausatmen.

Beim Vorbeugen darauf achten, daß in den Knien locker nachgegeben wird.

2. Übung: »Andreaskreuz« *Stand*
Diese Übung sollte besonders gewissenhaft und freudig ausgeführt werden, denn sie ist eine der ältesten sowie wirkungsvollsten Atem- und Haltungsübungen.

Die Beine leicht grätschen, dann einatmend sich langsam (!) in den Zehenstand erheben und über einen guten Bodenkontakt das Gleichgewicht gut halten. Gleichzeitig beide Arme gestreckt seitlich hochführen, indem die Handflächen zuerst nach vorne gerichtet sind und etwa in Höhe der Schultern nach hinten gedreht sowie die Arme eingerollt werden. Die Daumen zeigen nun nach unten, die Finger sind gespreizt. Die Arme fühlen wie Antennen weit in den Raum hinein. – Darauf achten, daß die Gesäß-, Bauch- und Rückenmuskeln etwas angespannt sind und eine gerade Haltung gewähren (kein Hohlkreuz!).

a) Beim Heben und Strecken einatmen, beim langsamen, kontrollierten Senken in die Ausgangsstellung weich sowie vollständig ausatmen.

b) In der angegebenen Balance 4–5 Atemzüge lang verharren, dabei den Atem bis in die Finger- und Zehenspitzen fühlen sowie das Weit- und Engerwerden des Körpers. (Besonders beim Einatmen spüren, wie die Arme ähnlich wie Antennen in den Raum fühlen.)

Danach gelöst, aber aufrecht stehenbleiben und dem Atem bzw. der Übung nachspüren. Hat sich etwas im Körper verändert? Ist der Atem

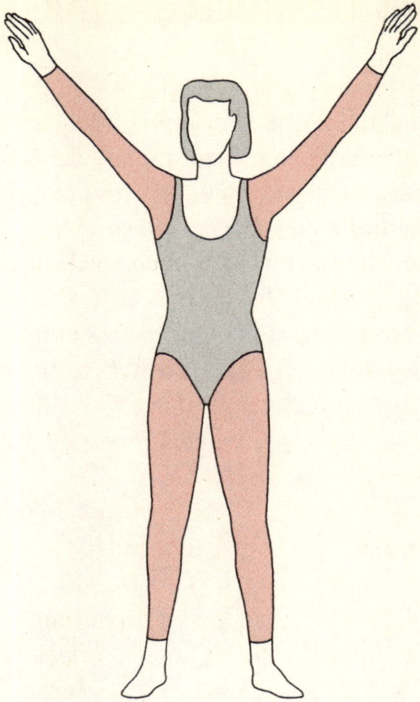

vielleicht tiefer, weiter geworden? Haben sich Überspannungen in Muskeln und Gewebe gelöst?

c) In der beschriebenen Stellung verharren und auf einen Vokalton (a, e, i, o, u, ä, ö, ü) oder auf »mmh« ein Lied singen oder summen. Die lebhafte Einatmung abwarten und solange im Andreaskreuz verharren, dann langsam zur Ausgangsstellung zurückkehren und gelöst nachatmen.

3. Übung *Vierfüßlerstand, Lendenatmung*

a) Das Becken aufrichten, die Lendenwirbelsäule nach oben drücken, wobei man spüren oder in einem Spiegel sehen kann, wie sich das Kreuz rundet. Den Kopf dabei etwas einziehen. Zum hinteren unteren Rücken hin einatmen, sodaß dieser Teil besonders intensiv beatmet wird. Man denke an die Wichtigkeit der Basisatmung. Dann locker im Kreuz nachgeben, wobei es etwas einsinkt, das Becken kippen, spüren, wie die Taille enger wird.

b) Im Vierfüßlerstand einatmen, dann das Becken aufrichten, wobei das Kreuz sich rundet, langsam ausatmen. Danach in der zuletzt beschriebenen Stellung einatmen und ausatmend die Lendenwirbelsäule begradigen. Jetzt wieder in dieser Stellung einatmen und das gleiche von vorne. Einige Male wiederholen.

4. Übung *Stehen oder Sitzen / Packegriff*

a) Nehmen Sie mit beiden Händen eine Hautfalte Ihres Bauches in Nabelhöhe und ziehen Sie diese etwas nach vorn vom Körper weg. Dann durch die Nase zu dieser Falte hin atmen, mit der Vorstellung, sie wegatmen zu wollen. Dann langsam durch die Lippenbremse oder auf ein »sch« ausatmen.

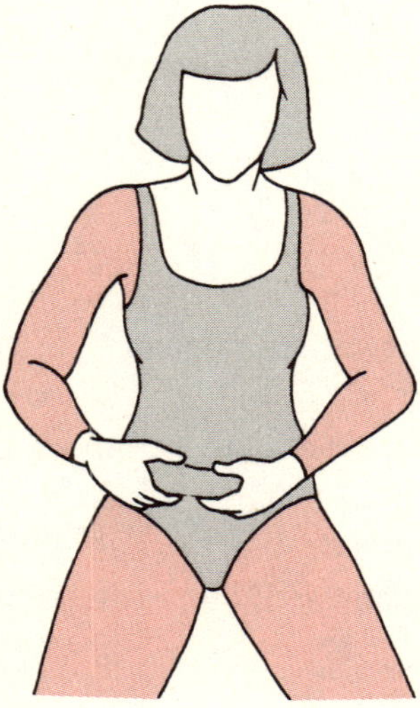

b) Wie oben, jedoch die zugreifende Hand einmal rechts, später links an den unteren Rippen ansetzen.

Mit dieser Übung kann besonders gut die Bauch- bzw. Flankenatmung erlernt werden. Außerdem sagt man den Packegriffen eine reflektorische

Wirkung von außen nach innen zu, die die Einatmung vertieft und verkrampfte Bronchien öffnet.

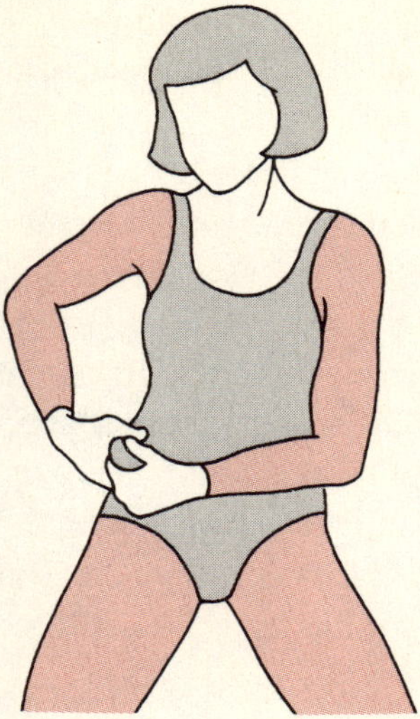

5. Übung *Rückenlage mit aufgestellten Beinen*

a) Abwechselnd den rechten/linken Arm langsam zurückführen und leicht nach hinten ziehen, aber nicht reißen. Dabei die Luft langsam einströmen lassen. Spüren, wie besonders die Flanke des zurückziehenden Armes gedehnt und weit wird für den Atem. Dann den Arm zurückführen, schwer an der Körperseite ablegen und sich viel Zeit für die Ausatmung nehmen.

b) Gleichzeitig den rechten Arm zurück- und das linke Bein vorstrecken, einatmen, dann Arm und Bein zurückführen, ausatmen. Im Wechsel mit der anderen Seite.

4. Übungsprogramm

1. Übung *Stand, Reinigungs- und Lockerungsatmung*

a) Beine leicht grätschen und einen sicheren Stand suchen. Dann mit den etwas gebeugten Knien einige Male locker nachfedern, dabei gelöst ausatmen. Später beim Strecken der Beine den Atem kommen lassen. – Beim Nachfedern darauf achten, daß die Knie über die Fußspitzen zeigen und nicht nach innen.

b) Wie oben, aber außerdem die Schultern beim Ausatmen lockern, d.h. gelöst heben und runterfallen lassen (als ob sie hüpften). Die Schwingungen werden auf die Wirbelsäule übertragen. Auch verkrampfte

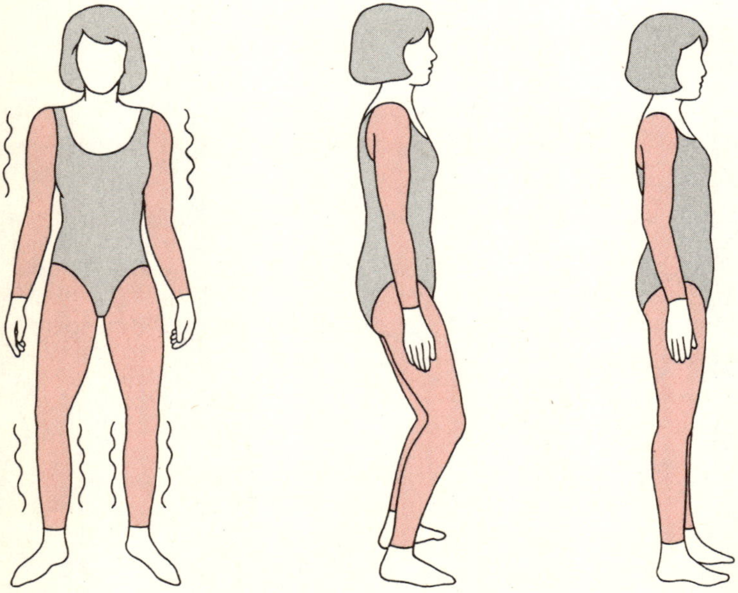

Bronchien können sich lösen. Die Füße bleiben während der ganzen Übung immer fest am Boden. Am Schluß aufrecht, aber gelöst stehenbleiben und der Atmung nachspüren. Wo ist sie überall zu spüren, wo hat sich vielleicht etwas gelöst? Hat sich möglicherweise mein Stand etwas verfestigt, wie fühl' ich mich?

2. Übung *Stand oder auf einem Hocker sitzen*

Abwechselnd beide Arme waagerecht auf die rechte bzw. linke Seite zurückführen und den Oberkörper mitdrehen, einatmen. Dann den Oberkörper vorbeugen und die Arme zurückschwingen, ausatmen.

3. Übung *Stand oder auf einem Hocker sitzen*

a) Beide Hände an die rechte Rumpfseite legen. Bewußt und konzentriert gegen den Widerstand der Hände in diese Seite reinatmen. Die Dehnung und Weite dieser Flanke spüren. Dann langsam und locker ausatmen und fühlen, wie die Seite enger wird. 3–4mal, dann die andere Seite.

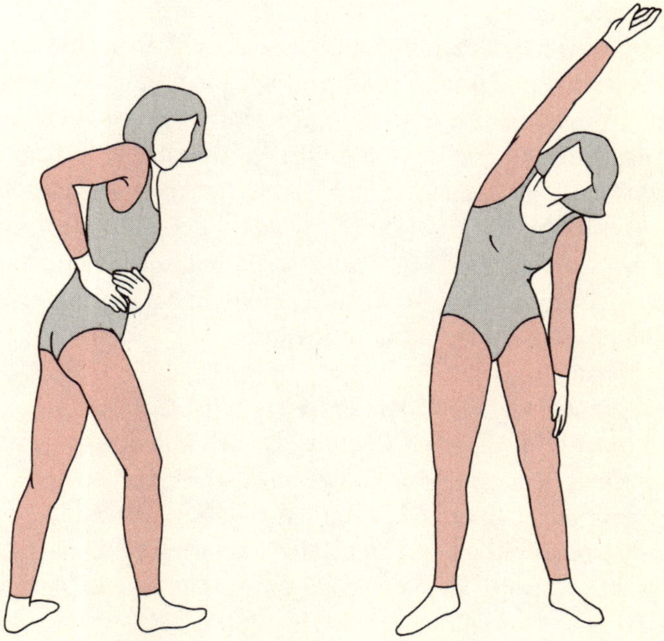

b) Wie oben, jedoch zuerst den Oberkörper etwas vorbeugen, dann die Hände an die rechte Rumpfseite legen und den rechten Ellenbogen nach hinten führen. Dann die andere Seite.

4. Übung *Grätschstand oder auf einem Hocker sitzend*

a) Den rechten Arm langsam über die Seite hochführen und über den Kopf links rüber strecken, dann in die Länge ziehen, währenddessen einatmen. Die Dehnung und die Atmung in der rechten Seite bewußt wahrnehmen. Danach Körper und Arm in die Ausgangsposition zurückgleiten lassen und den Atem kommen lassen. 3–4mal, dann die andere Seite.

b) In der Dehnstellung 3–4 Atemzüge lang verharren und den Empfindungen, die sich dabei einstellen, bewußt nachspüren.

Danach in einer aufrechten Haltung der Übung und Atmung nachspüren. Können Sie einen Unterschied zwischen der soeben gedehnten und der anderen Seite feststellen? Wie reagiert der Körper auf diese Übung? – Nun die andere Seite dehnen.

5. Übung *Kniestand*

Beide Arme seitlich hochführen, bis sie senkrecht oben sind und Oberkörper mit Armen eine Linie bilden. Der Kopf bleibt gerade. Spüren wie der Atem zuerst den unteren Teil der Lunge füllt und der Bauch dadurch sich etwas ausdehnt und wie dann die Flanken und der Brustkorb dem Atem Platz schaffen. Dann den Atem loslassen, die Arme senken und vor dem Brustkorb verschränken. Gleichzeitig auf die Fersen zurücksitzen, den Oberkörper über die Oberschenkel beugen und ausatmen. Anschließend so sitzen bleiben und dem Atem nachspüren. Erst dann sich wieder in den Kniestand erheben und die Übung wiederholen.

6. Übung *Bauchlage, die Hände unter die Stirn legen*

a) Den Kopf mit dem linken Ohr auf die aufeinandergelegten Hände legen. Das linke Bein anheben und gestreckt über das rechte Bein kreuzen und ablegen, dabei einatmen. Dann das Bein und den Kopf zurückführen in die Ausgangsstellung. Während der Rückbewegung und dem bequemen Verweilen in der Ausgangslage locker ausatmen. Dann die andere Seite.

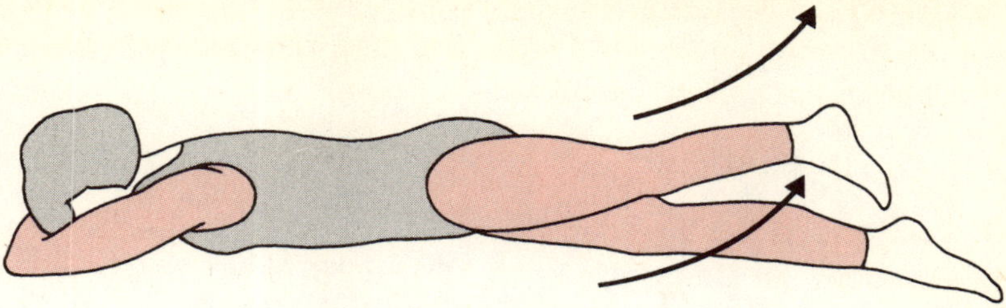

b) Wie oben, aber das linke Bein auf die rechte Seite ablegen, sodaß der linke Hüftknochen sich vom Boden abhebt, dann in dieser sichelförmigen Lage liegen bleiben. 3–5mal konzentriert ein- und ausatmen. Achten Sie währenddessen auf Ihren Atem. Wo ist er am deutlichsten und stärksten zu spüren? Vielleicht in der linken Taille? – Nehmen Sie sich Zeit für diese wertvolle Übung und lassen Sie den Atem langsam kommen und gehen. Richten Sie Ihre Gedanken ganz auf den Atem, nehmen Sie ihn wahr, und lassen Sie ihn sich in Blockaden lösen. Dann legen Sie sich in die Ausgangsstellung zurück und spüren der Übung nach. Erst dann die andere Seite.

7. Übung *Rückenlage, beide Beine aufstellen*

Sich in dieser angenehmen Lage zuerst entspannen und die Auflagefläche des Rückens spüren. – Wirkt die letzte Übung vielleicht noch nach? Können Sie den Atem bis tief in die Lenden hinein spüren? Dann die rechte Hand auf den Bauch, die linke an die rechte Flanke legen. Beim Einatmen sich darauf konzentrieren zuerst zum Bauch, dann in die rechte Seite zu atmen. 2–3mal, danach die linke Hand unter das gleiche Schlüsselbein legen. Wahrnehmen, wie der Einatemstrom zuerst den Bauch »größer« werden läßt, dann die rechte Flanke weitet und schließlich unter dem rechten Schlüsselbein, unter der Hand, zu spüren ist. Dann genauso konzentriert wahrnehmen, wie Bauch, Flanken und Brustkorb enger und enger werden. Auf eine lange Ausatmung Wert legen. Nach 2–3mal entspannen, dann die Hände wechseln und die andere Seite bewußt beatmen bzw. spüren.

Danach ruhig liegen bleiben und entspannt den Atem fließen lassen. Die Ruhe und das freie Gefühl nach den Übungen genießen.

5. Übungsprogramm

1. Übung *Stehen, Gehen, Hüpfen*
Locker durch das Zimmer/den Raum gehen oder hüpfen. Ab und zu stehen bleiben und dem Atem nachspüren, indem die Hände auf verschiedene Körperstellen gelegt werden (Bauch, Flanke, Brustkorb, Rippen ... Beim Stehen bleiben darauf achten, daß die Knie nicht durchgedrückt, sondern leicht gebeugt sind. Auch die Stellung, in der nachgespürt wird, kann variiert werden (Flankenposition, Oberkörper vorbeugen, Andreaskreuz, Hocke, sich über einen Pezzi-Ball oder Hocker legen ...).

2. Übung *Stand*
a) Abwechselnd das rechte/linke Bein zurückstrecken und das Brustbein etwas anheben, einatmen, dann das gleiche Bein wieder vor das andere stellen, in den Knien locker nachgeben und ausatmen.

b) Wie oben, jedoch beim Zurückstrecken eines Beines den gegengleichen Arm hochstrecken, einatmen, dann wieder senken und ausatmen.

3. Übung *Stand*
Abwechselnd das rechte/linke Bein etwas hinten hochstrecken, einatmen, dann das Knie vorne hochziehen und mit beiden Händen umfassen, dabei den Oberkörper etwas vorbeugen, das Kinn zum Brustbein hin anziehen, ausatmen.

a) Diese Übung kann etwas erleichtert werden, indem manden Fuß des vorne hochgezogenen Beines auf einem Hocker abstellt.

b) Wie oben, jedoch ein Bein nach hinten gestreckt, gleichzeitig beide Arme vorne hochheben, einatmen, dann das hintere Bein vorne hochziehen, den Fuß auf einen Hocker stellen, den Oberkörper vorbeugen und beide Arme um das Knie legen, ausatmen.

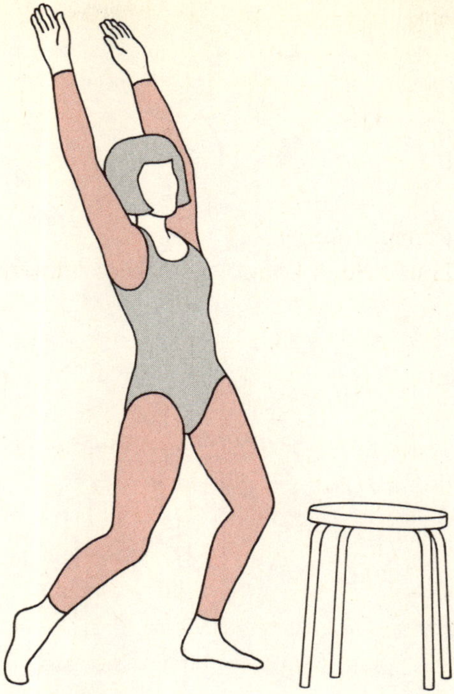

4. Übung *Stehen, Sitzen oder Liegen*

Rippenspreizen: Bei dieser Übung werden die Zwischenrippenmuskeln, die ja zu den Atemmuskeln gehören, gekräftigt. Der gesamte Brustkorb erhält dadurch mehr Spannung und eine verbesserte Form.

Übung: Einatmen und dabei versuchen, die Rippen zu spreizen, zu dehnen.

Achtung: Dabei nicht die Schultern hochziehen. Die Wirbelsäule bleibt gerade, der Bauch und die *auf* dem Brustkorb gelegenen Muskeln entspannt. Im Sitzen hilft die Vorstellung, die Ellenbogen schwer nach unten ziehen zu lassen, im Stehen ziehen die Arme und Hände. Beim Ausatmen versuchen, das Gewölbthalten des Brustkorbes, besonders des oberen Bereiches, zu halten. Dann entspannen. Später 3–4 Atemzüge lang den Brustkorb weit halten.

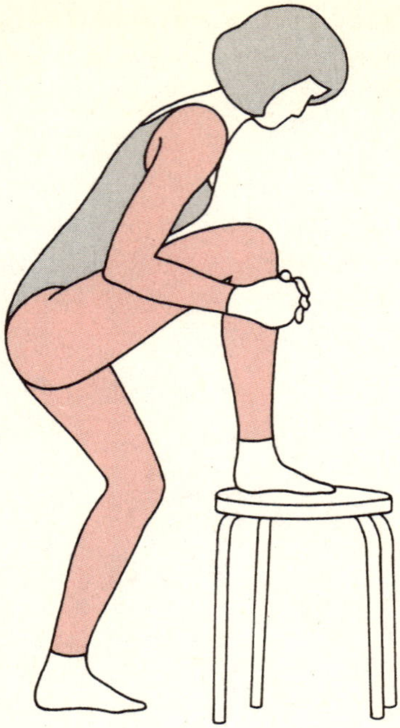

Dr. J. Parow, der sich in der Atemtherapie sehr verdient gemacht hat, empfiehlt, das Rippenspreizen von unten nach oben durchzuführen, es zuerst unten seitlich zu versuchen, dann mehr und mehr oben, wobei es vorn- oben am schwierigsten ist. Später nur noch die Stelle auf diese Weise beüben, die es am nötigsten hat und am schwächsten ist (meistens oben).

Zur besseren Kontrolle kann auch mal mit den Fingerspitzen zwischen den Rippen nachgefühlt werden, ob und wie ihr Abstand größer wird. Stellen Sie sich dabei vor, die vordere Brustwand in der Mitte auseinanderzuziehen sowie die Rippen wie einen Regenschirm spreizen zu wollen. Und vergessen Sie nicht: Es sollen ausschließlich die *in* der Brustkorbwand gelegenen (Zwischenrippen-)Muskeln arbeiten.

Diese Übung sorgt nicht nur für eine gute (Brustkorb-)Haltung, sondern mobilisiert auch die Brustwirbelsäule, die besonders in Gefahr ist, bald steif zu werden.

5. Übung *Stand oder auf einem Hocker sitzen*

a) Gleichzeitig die rechte Hand an die rechte und die linke Hand an die linke Rumpfseite legen. Sich auf beide Hände konzentrieren und spüren, wie der Atem sich ausbreitet und die Seiten dehnt. Die Rippen öffnen sich wie Jalousien und gehen bei der folgenden Ausatmung wieder zusammen. Wenn Sie wollen, können Sie beim Ausatmen mit den Händen noch etwas nachdrücken, um mehr von der verbrauchten Luft auszustoßen (besonders vorteilhaft bei Atmungskrankheiten, wenn die Ausatmung Schwierigkeiten macht). Die Schultern nicht hochziehen! (s. Abb. S. 61).

b) Einatmung wie oben, jedoch beim Ausatmen sich abwechselnd nach rechts oder links beugen, sodaß jeweils eine Seite mehr zusammengedrückt wird und mehr »alte« Luft entweicht. Dann sich wieder aufrichten und die Luft sanft einströmen lassen.

6. Übung *Vierfüßlerstand*

Beim Einatmen abwechselnd das rechte/linke Bein zurückstrecken und hinten hochheben. Der Kopf bleibt in der Verlängerung der Wirbelsäule und zieht vom Scheitel her nach vorne. Die Wirbelsäule darf nicht durchhängen, sondern muß gerade gehalten werden; also keinen Hängebauch entstehen lassen. Beim Ausatmen das übende Knie zur Brust heranziehen und den Kopf senken, sodaß die Nase sich dem Knie nähert. Dann in die Ausgangsstellung zurückkommen und entspannt nachatmen.

7. Übung *Rückenlage*

Den rechten Arm nach hinten strecken und den Oberkörper zur linken Seite beugen (der Rücken bleibt auf dem Boden!), dann zuerst das linke Bein nach links bewegen, anschließend das rechte nachziehen, sodaß Sie in einer Lage liegen, die wie ein Halbmond oder eine Sichel aussieht. Die linke Hand an die rechte Brustkorbseite legen, um die Atmung besser fühlen und wahrnehmen zu können.

a) In dieser Halbmond- oder Sichellage, in der die rechte Seite besonders weit und gedehnt wird, einfach liegen bleiben (30 Sek. bis 3 Min.) und die Atembewegung spüren. Dabei wird nicht nur das Atemvolumen vergrößert, sondern auch die verspannten oder verkürzten Muskeln in diesem Bereich werden gelöst. Die Atemräume werden weiter, weicher,

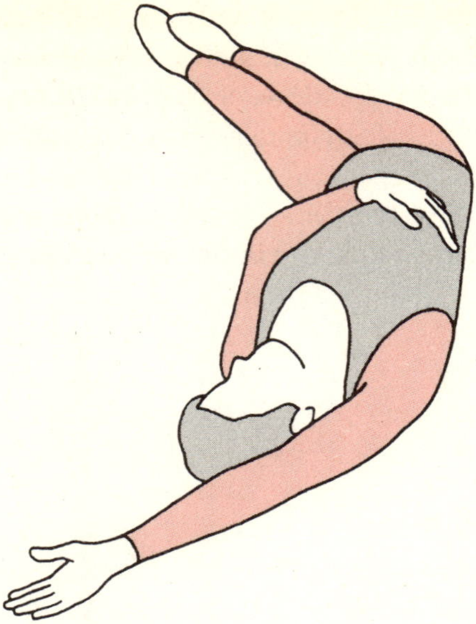

durchlässiger, entspannter. Je länger diese Stellung eingehalten wird (aber nur so lange, wie es noch angenehm ist; lieber von *Mal zu Mal* die Dauer steigern), um so besser kann auch da lockergelassen werden, wo sich bisher Verspannungen und (Atem-)Blockaden festgesetzt haben.

Nach dieser außergewöhnlich wirkungsvollen Übung sich unbedingt Zeit nehmen, in einer entspannten Lage ruhig nachzuatmen und beide Seiten zu vergleichen. Auch den Unterschied erspüren. Dann den Körper zur anderen Seite beugen oder wölben und die Übung wiederholen. Achten Sie aber immer darauf, daß der Rücken auf dem Boden aufliegt und nicht weggedreht wird. Auch der Hinterkopf liegt auf, sodaß der Blick in Richtung zur Decke gerichtet ist.

b) Wie a), jedoch wenn Sie in der linken Halbmondlage liegen, bei der die rechte Seite gedehnt wird, lassen Sie den rechten Arm und das rechte Bein noch mehr in die Verlängerung ziehen, sodaß die Dehnung rechts noch vergrößert wird, dabei einatmen. Jetzt lockerlassen, aber die Lage beibehalten und ausatmen. 3–4mal, dann nachspüren, dann die andere Seite.

c) Probieren Sie mal aus, ob Sie die Dehnung in der rechten (später linken) Seite noch mehr vergrößern können, wenn Sie den rechten Fuß anbeugen und die Ferse in die Verlängerung schieben, die rechte Hand ebenfalls anbeugen und die Handwurzel (Handballen) in die Verlängerung schieben (in der Wiederholung die linke Ferse und die linke Handwurzel).

Wenn Sie wollen, können Sie auch mal den linken Arm (später rechten) nach unten in Richtung linkes Knie ziehen lassen (später rechtes).

6. Übungsprogramm

1. Übung *Schrittstellung*

a) *Schrittatmung:* Vier Schritte vorwärts gehen und dabei die Arme langsam hochführen, einatmen. Dann acht Schritte (wenn dies möglich ist, sonst weniger; natürlich können es auch mehr Schritte sein) weitergehen und die Arme dabei senken, dann auspendeln lassen, ausatmen. Diese Übung ist vor allen Dingen während Spaziergängen an der frischen Luft zu empfehlen.

b) Vier Schritte vorwärts gehen und die Arme heben, einatmen. Dann stehen bleiben, die Knie leicht beugen, den Oberkörper mit geradem Rücken vorbeugen und die Arme hinten hochstrecken, sodaß sie sich wenig über dem Rücken befinden, ausatmen.

2. Übung *Grätschstand*

Den linken Arm seitlich bis neben den Kopf hochführen, dann die Hand anwinkeln, sodaß die Handfläche nach oben zeigt, die Fingerspitzen nach rechts. Gleichzeitig das Gewicht auf das rechte Bein verlagern, wobei dieses Knie etwas gebeugt wird. Den Fuß des gestreckten linken Beines auf den Zehenballen hochheben. Während dieser Bewegung einatmen. Beachten Sie die gerade Linie zwischen linkem Arm und Bein. Nur der Ellenbogen ist ein wenig gebeugt.

Während der anschließenden Ausatmung die abgewinkelte linke Hand noch weiter nach oben stemmen und gleichzeitig die linke Ferse nach unten in den Boden drücken. Dann den Atem aufs neue in dieser Dehnstellung kommen lassen. Anschließend das Gewicht auf beide Beine gleichmäßig verlagern und den Arm gelöst senken, ausatmen. Dann die andere Seite; im Wechsel.

3. Übung *Kniestand*

a) Im Kniestand bewußt zum Bauch hin einatmen, die Schultern bleiben locker hängen. Ausatmend das Gesäß rechts neben den Füßen absetzen und die Hände locker auf den Oberschenkeln ablegen. Die Wirbelsäule bleibt aufgerichtet. Dann wieder in den Kniestand hochkommen und einatmen. Danach die andere Seite.

b) wie a), jedoch neben den Füßen sitzenbleiben und 4–5mal ein- und ausatmen. Dann die andere Seite.

Dabei die Atembewegung in der gedehnten Taillenseite beachten.

c) Wenn Sie mit dem Gesäß rechts neben den Füßen sitzen, dazuhin den rechten Arm hochführen und links über den Kopf ziehen (evtl. die Hand an einer Wand links neben Ihnen abstützen). Einige Male den Atem kommen und gehen lassen und die Atembewegung wahrnehmen. Dann in einer bequemen Lage ruhig nachatmen. Die andere Seite.

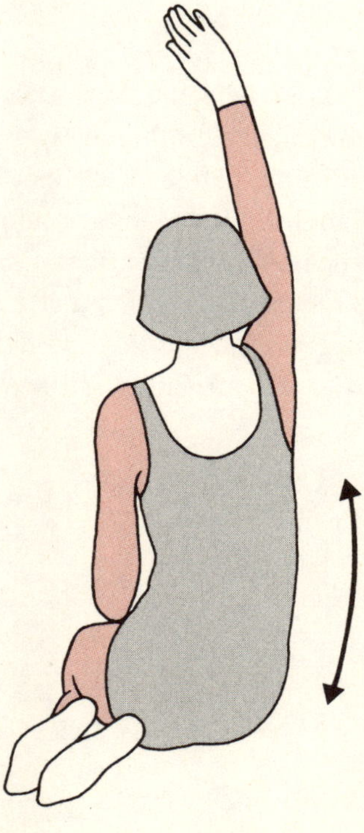

4. Übung *Grätschstand oder Sitz auf dem Hocker*
Beide Arme hochstrecken und in die Diagonale nach rechts führen, sodaß der Kopf sich zwischen den Armen befindet. Beim Einatmen mit beiden Armen in die schräge Bewegungsrichtung nach oben ziehen. Dann beide Arme schwer rechts runterfallen lassen, den Oberkörper locker vorbeugen und die Arme vor dem Körper auspendeln lassen, dabei laut und langsam ausatmen. Beide Seiten im Wechsel.

5. Übung *Stand oder Sitzen*
Oberkörper vorbeugen und die Arme locker hängen oder im Sitzen auf den Oberschenkeln ruhen lassen. Bewußt in den gedehnten Rücken einatmen und wieder locker ausatmen. In dieser Dehnstellung 3–5 Atemzüge lang verharren, den Atem kommen und gehen lassen und das Weiter- und Engerwerden des Rückens beobachten. Dann eine angenehme Ruhelage aufsuchen und entspannt nachatmen.

6. Übung: *Grätschsitz*
Beide Hände hinter dem Kopf verschränken. Die Wirbelsäule aufrichten und vom Scheitel her hochziehen, während wir uns vorstellen, sie vom Steißbein her nach unten in die Länge zu ziehen. Die Ellenbogen werden nach hinten gestreckt, dabei die Luft langsam einströmen und sich ausbreiten lassen. Dann vorbeugen und ausatmend mit den Ellenbogen versuchen abwechselnd das rechte/linke Knie zu erreichen.

Wenn Sie Rückenprobleme haben, während der Ausatmung die Arme nur senken und vor sich auf dem Boden auflegen, den Rücken gerade lassen.

7. Übungsprogramm

1. Übung *Stand*

Rechtes Bein hochstrecken und beide Arme hoch- und rückführen. Das hintere Bein ist etwas im Knie gebeugt. Um zu vermeiden, daß Sie ein Hohlkreuz machen, schieben Sie die Leiste (unterer Beckenbereich) etwas vor. Zwischen den Armen, dem Oberkörper und vorgestrecktem Bein soll eine Linie bestehen. In dieser Stellung einatmen. Dann das Gewicht auf

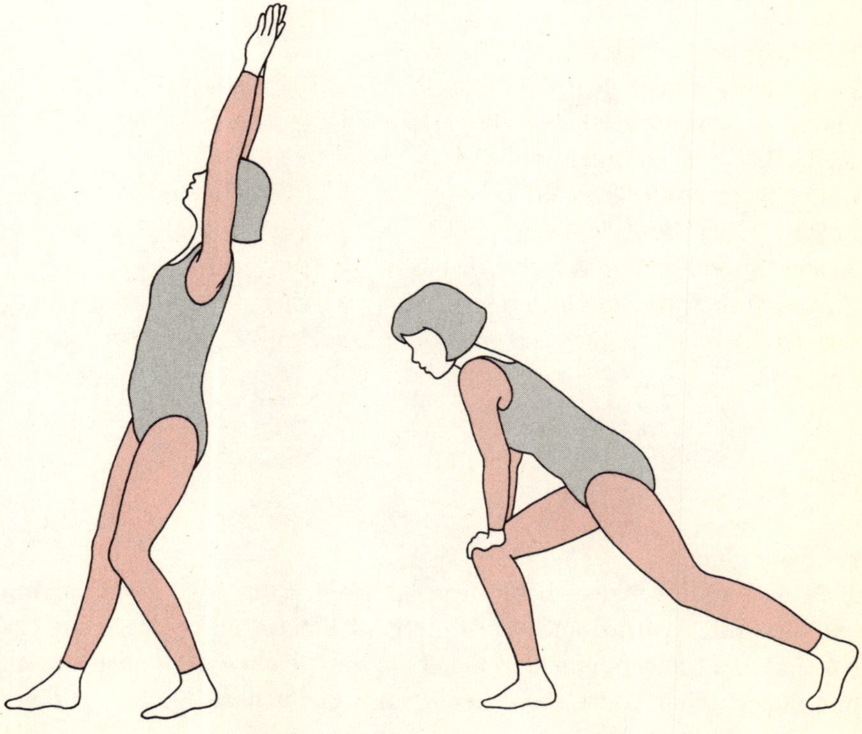

das vordere Bein verlagern und den Oberkörper darüber beugen oder auch nur die Hände auf das Knie stützen. Der Rücken kann dann gerade bleiben, beide Knie sind etwas gebeugt. Langsam ausatmen. Gegengleich wiederholen.

2. Übung *Stand*

Beide Hände auf die Schultern legen. Das rechte Bein zurückstrecken. Die rechte Zehenspitze kann hinten den Boden berühren oder aber sich über dem Boden befinden. Die Ellenbogen leicht waagerecht zurückfedern und dabei einatmen. Darauf achten, daß die Wirbelsäule gerade und der Kopf in ihrer Verlängerung bleibt. Dann den rechten Fuß leicht ausgedreht (besserer Stand!) vor den linken setzen, den Oberkörper vorbeugen und versuchen mit dem linken Ellenbogen das rechte Knie zu berühren, dabei langsam und locker ausatmen. Gegengleich wiederholen.

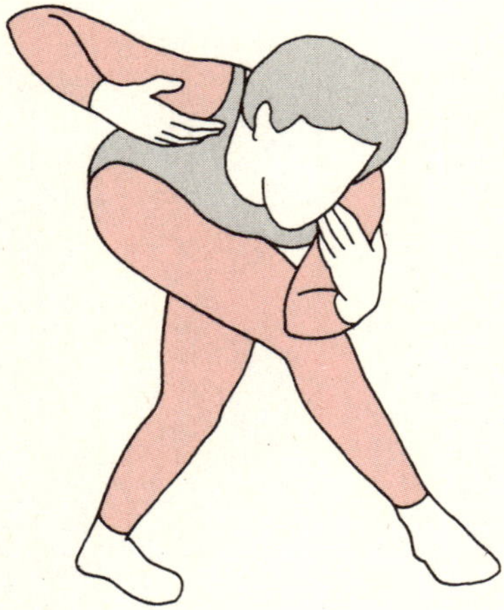

3. Übung *Stand*

a) Beide Hände vor dem Bauch verschränken, dann am Körper entlang und am Gesicht vorbei nach oben führen, bis die Arme in der Senkrechten sind. Die Hände umdrehen, sodaß die Handflächen nach oben zeigen, und dabei weiter hochziehen. Der Nacken bleibt lang. Spüren, wie der einströmende Atem den Körper ausfüllt und weitet. Dann die Arme senken und an der Körperseite locker und schwer hängen lassen. Den Atem befreit und vollständig ausströmen lassen.

b) Wie a), jedoch 3–4 Atemzüge in der beschriebenen Dehnstellung aushalten. Dann eine bequeme Lage aufsuchen und ruhig nachatmen.

4. Übung *Vierfüßlerstand*

a) Der rechte Arm überkreuzt vorne den linken Arm und zieht nach links. Dann überkreuzen wir mit dem rechten Bein das linke und lassen dieses ebenfalls nach links ziehen, dabei einatmen. Auf die rechte Flanken dehnung und die vertiefte Atmung auf dieser Seite achten. Dann Arm und Bein in die Ausgangsstellung zurückführen und gelöst ausatmen. Gegengleich wiederholen.

b) Wie a), jedoch 3–4 Atemzüge lang in der angegebenen Dehnstellung verharren. Dann in der Ausgangsstellung ruhig nachatmen und den Unterschied zwischen der rechten und linken Seite erfühlen. Dann die andere Seite.

Tip: Es ist leichter, mit Arm und Bein am Boden entlang zu ziehen.

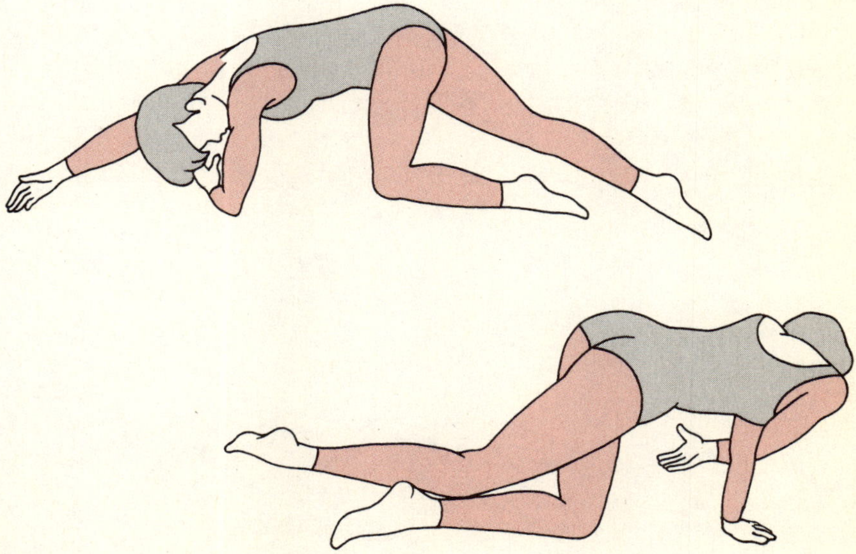

5. Übung *Langsitz*

Beide Füße so anbeugen, daß die Fußsohlen nach vorne zeigen, dann die Arme in die Senkrechte hochführen. Während des Einatmens schieben bzw. ziehen Arme, der Kopf vom Scheitel her und die Fersen in die jeweilige Verlängerung (Arme und Kopf nach oben, Füße nach vorne). Der Rücken bleibt gerade, die Augen schauen geradeaus. Dann die Arme locker fallen lassen und gleichzeitig die Spannung im Rücken und in den Beinen lösen. Langsam und locker ausatmen.

Man kann die Hände auch beim Hochziehen verschränken und so tun, als ob man mit den Handflächen einen Balken hochdrückte.

b) und c) Die gleiche Übung wie oben, aber im Schneidersitz oder Hocksitz.

6. Übung *Bauchlage*

Bei Rückenproblemen sollten a) und b) besser ausgelassen werden.

a) Beide Hände schulterbreit aufstützen. Dann einatmend den Kopf, die Schultern und schließlich den oberen Teil des Rückens hochheben in die sogenannte Kobra-Stellung. Becken und Hüfte bleiben aber fest am Boden. Anschließend ganz langsam Wirbel für Wirbel zurückrollen, bis wir ganz entspannt liegen, dabei ausatmen.

b) 3–4 Atemzüge lang in der Kobrastellung verharren. Dann zurückliegen und ruhig nachatmen. Die Vergrößerung des Atemraumes beachten. Danach als Ausgleichsübung sich auf die Fersen zurücksetzen und den Oberkörper vorbeugen. Die Hände unter die Stirn oder neben die Unterschenkel legen. Das Kreuz wird dadurch rund, gedehnt und entspannt.

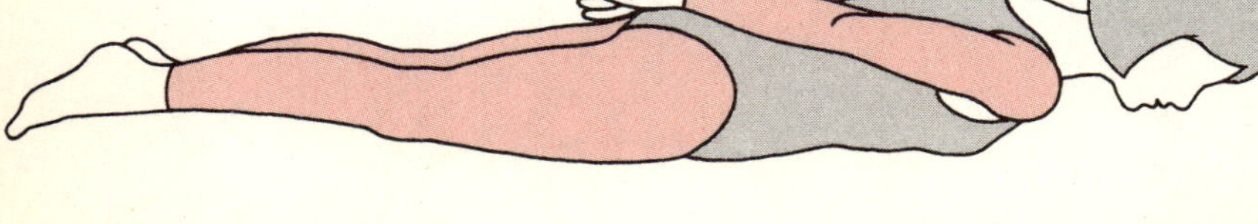

Ruhig atmen.

c) Günstige Bauchlage-Übung für Menschen mit Rückenbeschwerden: Die obere Stirn liegt auf dem Boden, beide Hände über dem Gesäß überkreuzen. In dieser Ausgangsstellung durch die Nase einatmen und fühlen, wie der Bauch nach unten gegen den Boden drückt. Dann ausatmend den Kopf leicht anheben (den Kopf nicht zu sehr in den Nacken legen), während beide Hände nach hinten ziehen, dabei die Leiste evtl. etwas nach unten drücken. Jetzt in dieser Endstellung wieder einatmen und die Ausdehnung in der Taillengegend wahrnehmen. Am Schluß dehnt sich der Brustkorb aus. Dann langsam zurückliegen und den Atem ausströmen lassen. In der Ausgangsstellung entspannen und nachspüren, dann die Übung von neuem.

d) Wie c), jedoch in der Endstellung einige Atemzüge lang verharren, dann in der Ausgangsstellung nachspüren.

8. Übungsprogramm

1. Übung *Stand*

a) Sich auf die Zehen stellen. Einatmend rechten Arm nach oben führen, Handgelenk anbeugen, von der Handwurzel her nach oben ziehen. Gleichzeitig rechte Ferse nach unten auf den Boden drücken. Das Becken behält seine Stellung bei. Es verschiebt sich nicht. Rechten Arm locker senken; jedoch mit beiden Armen gleichzeitig üben.

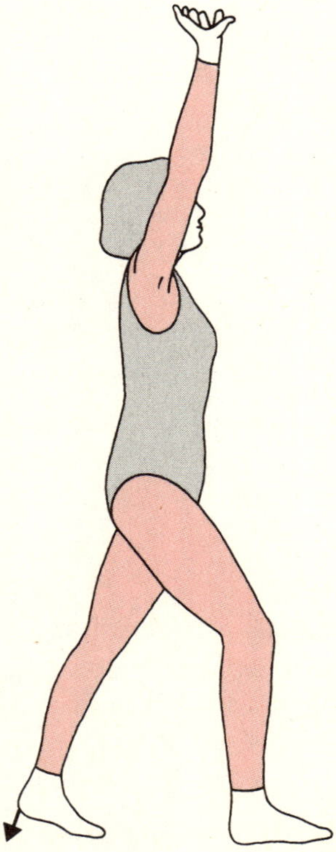

c) Schrittstellung, Hände verschränken. Handteller ziehen schräg nach oben, während das hintere Bein mit der Ferse nach unten gegen den Boden drückt (vorderes Bein im Kniegelenk leicht gebeugt). Zwischen Armen und hinterem Bein besteht eine gerade Linie, beim Auseinanderziehen einatmen, das Bein vorstellen, Arme locker senken, ausatmen. Anderes Bein auf den Zehenballen rückstellen. Während die Hände nach oben stemmen und die Ferse nach unten drückt einatmen.

2. Übung *Fersensitz oder Schneidersitz*

a) Rechte Hand an linke Brustkorbseite legen. Versuchen, konzentriert gegen den Widerstand der Hand in die linke Flanke reinzuatmen. Die Ausdehnung spüren. Dann langsam und entspannt ausatmen. Die Brustkorbseite wird fühlbar schmaler. 3–4mal eine Seite üben, dann die andere.

b) Wie a), die Arme hängen locker oder entspannt auf den Oberschenkeln. Darauf achten, daß Schultern und Hüften sich nicht bewegen, sondern nur die beübende Brustkorbseite.

3. Übung *Fersensitz*

Mit dem Gesäß rechts neben die Füße absitzen. Beide Hände hinten aufstützen, sodaß die Fingerspitzen nach vorne zeigen (um die Ellenbogen nicht zu überstrecken). Die Wirbelsäule ist gestreckt, der Kopf befindet sich in ihrer Verlängerung. Bewußt nach unten zum Bauch hin einatmen und seine Ausdehnung und die der rechten Flanken- und Brustkorbseite wahrnehmen. Dann im Rücken nachgeben, das Kreuz rundet sich etwas nach hinten hin aus, dabei ausatmen. 3–4mal diese Seite. Dann sich links neben die Füße setzen und das gleiche auf die andere Seite.

4. Übung *Seitlage*

Legen Sie sich auf die rechte Seite, der Kopf ruht auf dem unteren Arm, die Beine sind leicht angezogen. Dann den oberen linken Arm vor das Gesicht strecken und einatmend weit nach vorne in die Verlängerung ziehen. Anschließend einfach die Spannung loslassen und ausatmen. Spüren Sie die Ausdehnung hinten in der Brustwirbelsäule? Da der Atem jenen Bereich noch mehr ausdehnt, tut diese Übung auch bei Schmerzzuständen zwischen den Schulterblättern gut. Danach den Arm höher ansetzen, wieder einatmend in die Verlängerung ziehen. Jedes Mal ein Stückchen höher, bis er schließlich etwa über dem Ohr liegt. Danach in einer entspannten Lage nachspüren. Dann die andere Seite. b) Variante: in der Armstellung 3–4 Atemzüge verharren.

5. Übung *Rückenlage*

a) Beide Arme gestreckt hinter dem Kopf ablegen oder Hände hinter dem Kopf verschränken. Arme zur Seite ausbreiten. Knie nah zum Bauch herziehen und links ablegen, sodaß sie neben dem Brustkorb liegen. Beide Schultern bleiben möglichst auf dem Boden liegen. Einatmend auf die Ausdehnung der rechten Brustkorbhälfte achten. Knie nacheinander zum Bauch ziehen und eins nach dem anderen rechts ablegen (ergibt eine angenehme Schaukelbewegung von einer zur anderen Seite, was auch dem Kreuz gut tut), dabei ausatmen (s. Abb. b). In dieser Lage einatmen (spüren Sie die Ausdehnung in der linken Flanke?) und ausatmend die Knie nacheinander zum Bauch ziehen, dann rechts ablegen usw. Wenn Sie wollen, können Sie den Kopf immer gegengleich zu den Knien drehen.

b) Selbe Übung, aber die Füße bleiben dabei aufgestellt. Knie 3–4 Atemzüge lang auf der rechten, dann auf der linken Seite liegen lassen.

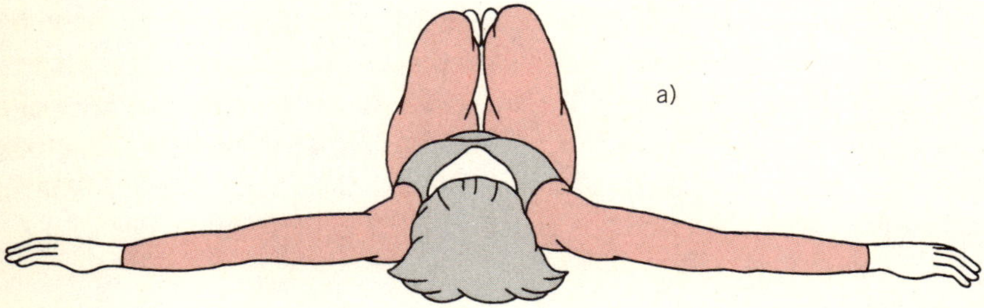

a)

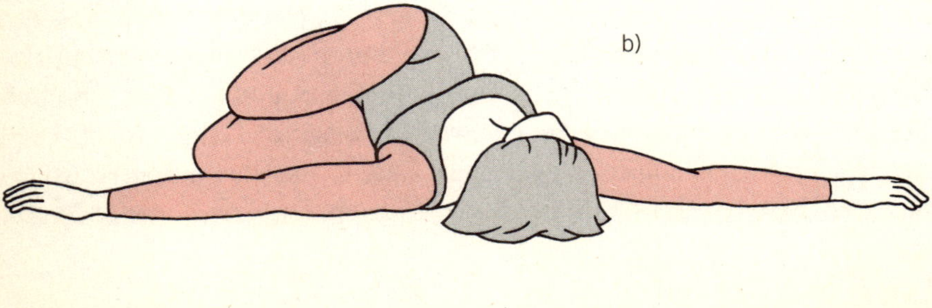

b)

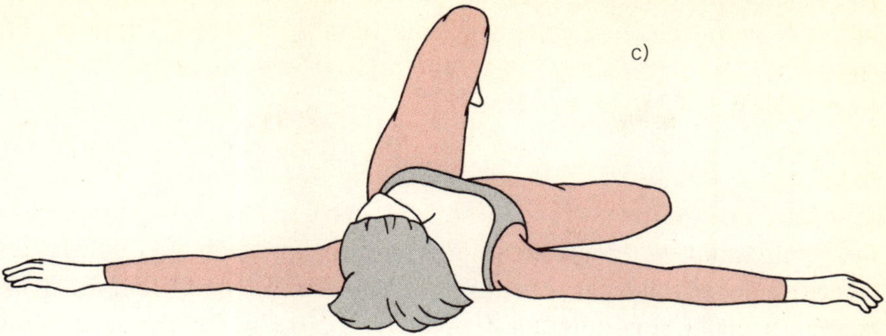

c)

6. Übung *Rückenlage, beide Beine aufstellen*
a) Die Hände hinter dem Kopf verschränken. Einatmend Ellenbogen gegen Unterlage drücken. Abwechselnd das rechte/linke Knie zum Bauch heranziehen. Kopf und Schultergürtel abheben und mit den Ellenbogen versuchen, das angezogene Knie zu erreichen. Dabei ausatmen.

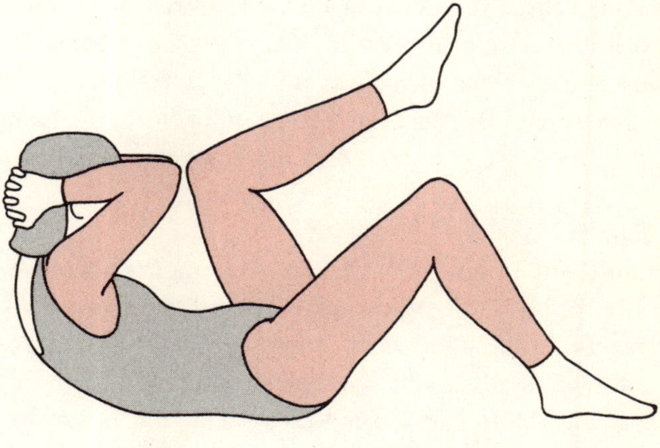

b) Einatmend die Ellenbogen herunterdrücken und ein Bein strecken. Dann dieses Knie zum Körper herziehen, Kopf und Schultern anheben und mit den Ellenbogen versuchen, das angezogene Knie zu erreichen (es ist nicht schlimm, wenn Sie es nicht ganz erreichen), dabei ausatmen.

9. Übungsprogramm

1. Übung *Stand, hinter einem Stuhl mit Lehne*
Beide Hände auf die Lehne legen, Knie sind leicht gebeugt. Das rechte Bein locker vor dem Körper hin und her schwingen, mal schneller, mal langsamer. Nach einiger Zeit gelöst, aber aufrecht stehen bleiben, Augen schließen, der Atmung nachspüren. Ist die Basisatmung im Bauch-Beckenboden jetzt vertiefter zu spüren?

Wie oben, aber nur mit einem Arm, dieser kann vor dem Körper gekreist werden. Kreisrichtung und Schnelligkeit variieren. Wo kann danach der Atem nun intensiver gespürt werden?

2. Übung *Stand oder Sitzen*
Beide Arme seitwärts in die Waagerechte führen. Dann abwechselnd rechten und linken Arm in die Verlängerung ziehen (waagerecht zur Seite). Kopf und Hüfte dürfen sich nicht mitbewegen. Dabei langsam einatmen, dann den Atem loslassen, Arm und Rumpf in die Ausgangsstellung gleiten lassen. Die Arme können locker hängen gelassen werden.

3. Übung: *Stand*
Mit der freien Hand an einer Stuhllehne oder einem anderen Gegenstand festhalten. Die rechte Hand ergreift hinter dem Körper den Fußrist. Einatmend werden Fuß und Hand nach hinten geschoben. Oberkörper nicht vorbeugen, aufgerichtet bleiben. Kopf bleibt in der Verlängerung der Wirbelsäule. Das Standbein bleibt im Knie gelöst, nicht überstreckt. Kein Hohlkreuz forcieren und auch Schultern nicht hochziehen. Ausatmend Fuß und Hand nach vorne schieben, bis das Knie sich vor dem Brustkorb befindet. Gleichzeitig den Kopf sich etwas zum Knie hin senken. Gegengleich wiederholen. Falls vor Ihnen ein Hocker steht, können Sie den Fuß während der Ausatemphase daraufstellen, was die Übungen erleichtert.

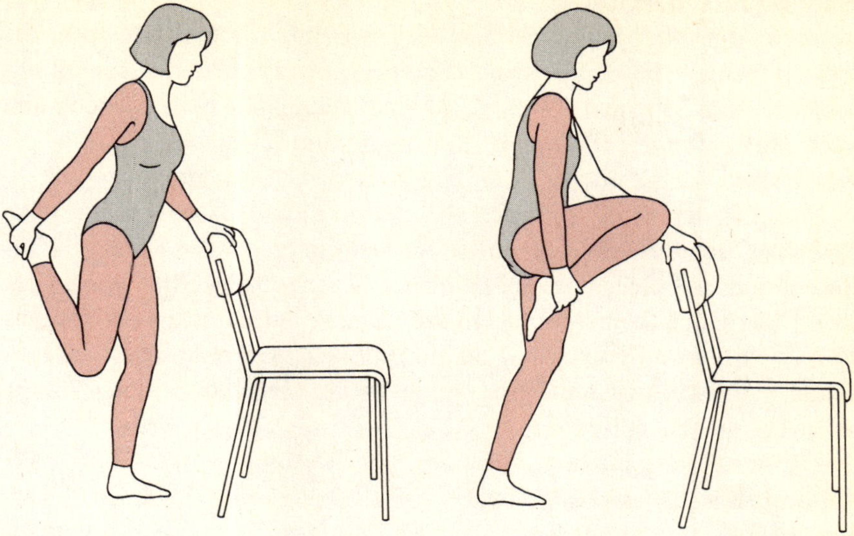

4. Übung *Kniestand*

Der rechte Arm zieht über den Kopf auf die linke Seite. Gleichzeitig zieht der linke Arm senkrecht nach unten zum Boden. Darauf achten wie die Luft in die rechte Flanke reinfließt. Dann den rechten Arm zurückführen und beide Arme locker hängen lassen und langsam ausatmen. Gegengleich wiederholen.

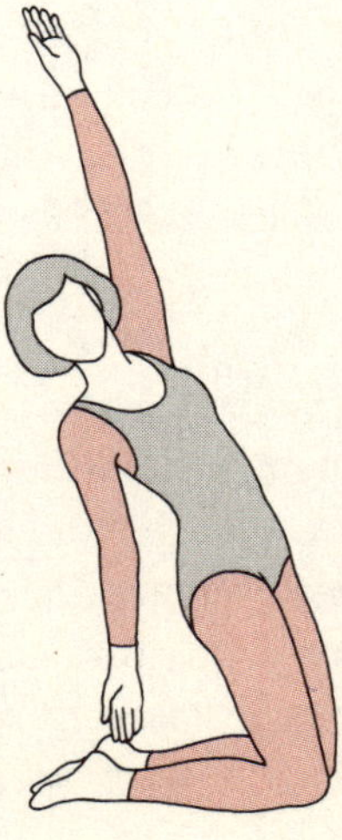

5. Übung *Vierfüßlerstand*

Rechten Arm unter linkem Arm so weit wie möglich durchschieben, sodaß die rechte Schulter auf dem Boden liegt. Der Kopf ruht entspannt mit seiner rechten Seite auf dem Boden. Einatmend den linken Arm hoch und nach hinten führen. Dann den Arm langsam zurücknehmen und in die Ausgangsstellung zurückkehren. Gegengleich wiederholen.

Während der rechte Arm nach oben gestreckt wird, zieht der linke nach unten zur rechten Ferse, einatmen. Dann entspannt in den Kniestand zurückkehren, ausatmen, die andere Seite. Wichtig dabei: Nicht ins Hohlkreuz fallen. Die Leiste etwas vordrücken und die Gesäßmuskeln anspannen. Wenn Sie wollen und diese Stellung, ohne zu verkrampfen, etwas länger aushalten können, bleiben Sie ruhig 3–4 Atemzüge in der Endstellung, suchen dann eine entspannte Lage auf und atmen ruhig nach.

6. Übung *Vierfüßlerstand*

Den rechten Arm unter dem linken Arm durch so weit wie möglich zur Seite schieben, sodaß die rechte Schulter auf dem Boden liegt. Der Kopf ruht entspannt mit seiner rechten Seite auf dem Boden. Einatmend den linken Arm hoch und nach hinten führen. Dann den Arm langsam zurücknehmen und in die Ausgangsstellung zurückkehren. Gegengleich wiederholen.

In der Endstellung einige Atemzüge lang verharren. Spüren, wie der Atem die gedehnte Seite weiter und enger werden läßt. Können Sie auch fühlen, wie der obere Brustkorb und die Bronchien wärmer werden? Das Blut fließt in dieser Stellung vermehrt in diesen Bereich. Deshalb ist diese Übung auch besonders bei Asthma, Bronchitis oder Bronchiektasen geeignet.

7. Übung *Schneidersitz*

Die linke Hand hinter dem Rücken aufstützen, sodaß die Fingerspitzen nach vorne oder leicht nach außen zeigen, dann den Handballen nach unten drücken. Der rechte Arm zieht über den Kopf auf die linke Seite in die Weite. Dabei langsam und ruhig einatmen. Dann beide Arme locker zurückführen in die Ausgangsstellung und gelöst ausatmen. Gegengleich wiederholen.

10. Übungsprogramm

1. Übung *Stand*
Vier Schritte vorwärts gehen, gleichzeitig Arme langsam hochführen bis zur Senkrechten, den Atem durch die Nase einströmen lassen. 6–8 kleine Schritte ausatmend rückwärts gehen, Arme und Oberkörper senken, bis wir am Ausgangsort angekommen sind. Oberkörper ist jetzt vorgebeugt, Arme hängen locker. – Ganz ausatmen, dann den Atem wieder sanft kommen lassen, wir spüren nun seine Ausdehnung im Rücken. Danach richten wir uns ausatmend auf. Diese Übung ist auch auf Spaziergängen besonders zu empfehlen.

2. Übung *Schaukeln*
In jeder Lage und Stellung hat Schaukeln eine atemanregende sowie verspannungslösende Wirkung. Sie können auf einem Stuhl sitzen, ein Knie hochziehen, Hände darum legen und dann vor- und zurückschaukeln (abwechselnd das rechte/linke Knie herziehen).

Auf den Boden liegen, beide Knie anziehen, die Hände um sie legen und die Knie vor- und zurückschaukeln. Die Schaukelbewegung kann immer weiter und höher werden. Am Ende nehmen wir den Kopf mit. Vielleicht gelingt es Ihnen, mit dem ganzen Körper zu schaukeln. Aber bitte nur, wenn Sie keine Schmerzen dabei haben.

Während des Schaukelns dem Atem seinen freien Lauf lassen. Danach eine bequeme Lage aufsuchen und ruhig nachatmen. Fühlt sich Ihr Becken-Bauchraum jetzt vielleicht freier, weiter, vitaler an?

3. Übung *Kniestand, ein Bein aufstellen (Ein-Knie-Stand)*
Zuerst das rechte Bein aufstellen, linke Hand um dieses Knie legen.

a) Rechten Arm waagerecht nach hinten führen und dabei einatmen. Darauf achten, daß beide Schultern in gleicher Höhe bleiben. Oberkörper und Kopf nach vorne gerichtet. Arm zurückführen, Hand um das aufgestellte Knie legen, Oberkörper beugen, den Kopf fallen lassen, weich und vollständig ausatmen. 3–4mal, dann gegengleich wiederholen.

b) Wie a), jedoch drehen sich Oberkörper und Kopf mit nach hinten, wenn der Arm zurückgeführt wird.

4. Übung *Langsitz, beide Hände seitlich aufgestützt, die Beine angehockt*
Die Hüfte gestreckt hochdrücken bis in den »rückwärtigen Vierfüßlerstand«, dabei einatmen. Dann wieder absitzen, beide Hände um die Knie legen und den Oberkörper an die Oberschenkel heranziehen, ausatmen.

5. Übung *Bauchlage*
a) Die linke Hand unter die Stirn und die rechte an den Hinterkopf legen. Den rechten Ellenbogen hochheben, nur so weit wie es mühelos geht, ohne daß der Oberkörper mitdreht. Den Kopf nur ganz leicht anheben. Der Nacken bleibt in einer Linie mit der Wirbelsäule und zieht nach vorne in die Weite, dabei einatmen. Kopf und Ellenbogen locker ablegen und gelöst ausatmen. 4–5mal die gleiche Seite, dann gegengleich. – Die Seite kann jedesmal gewechselt werden.

b) Wenn der rechte Ellenbogen angehoben wird, gleichzeitig den linken Fuß anbeugen und das Bein von der Ferse aus nach hinten schieben, einatmen. Beim Lockerlassen ausatmen. Gegengleich üben.

6. Übung *Gestreckte Seitlage*
a) Den Fuß des oberen Beines anbeugen, die Ferse nach vorne in Richtung Wand schieben, sodaß das Bein länger wird. Nach unten zur Dehnung hin einatmen. Ausatmend die Spannung lösen, das Bein liegen lassen und ruhig ausatmen. 4–5mal, dann gegengleich wiederholen.

b) Oberen Arm über Kopf strecken, sodaß er etwa auf dem Ohr liegt. Gleichzeitig die Ferse und die Handwurzel in die Weite schieben, dabei einatmen. Arm und Bein (das Knie leicht angewinkelt) gelöst zurücklegen und ausatmen. Nach 4–5mal, auf den Rücken liegen und der Übung nachspüren. Beide Seiten vergleichen. Seitewechseln.

c) Noch effektiver wird die Übung, wenn Sie sich mit einer Seite über eine zusammengerollte Decke legen.

11. Übungsprogramm

1. Übung *Stand*

a) Ausatmend den Kopf senken, dann die Wirbelsäule Wirbel für Wirbel abrollen bis hinunter zum Becken, bis der Oberkörper ganz vorgebeugt ist. Die Arme nach unten hängen. Langsam, Wirbel für Wirbel, von unten nach oben die Wirbelsäule aufrichten, zuletzt den Kopf, den Atem kommen und sich nun ausbreiten lassen.

b) Bewegungsablauf wie a), jedoch beim Senken ausatmen, mit vorgebeugtem Oberkörper in den Rücken hinein atmen, beim Sichaufrichten ausatmen und im gestreckten Stand (Knie leicht gebeugt) einatmen.

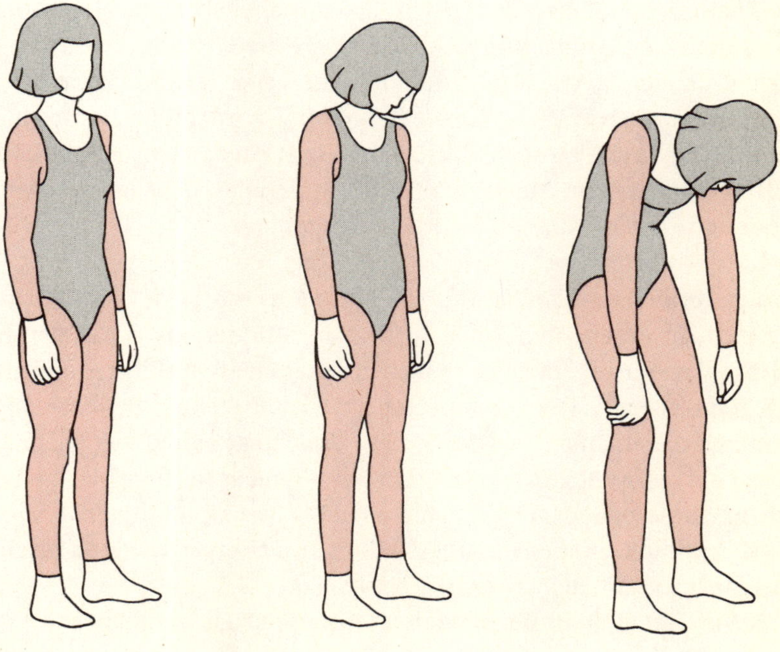

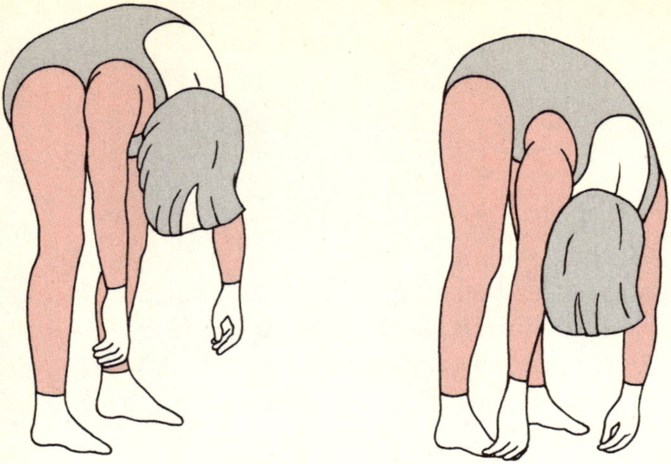

2. Übung *Stehen und Gehen*
Stand, ausatmen. Dann den Atem kommen lassen und beginnen, vorwärts zu gehen, dabei die Arme hochstrecken und sich recken und strecken. Den Atem natürlich kommen und gehen lassen. Dehnen Sie die Handwurzeln mit ausstreckten Armen von sich weg. Den Unterkiefer locker lassen und herzhaft gähnen (auch 2- oder 3mal). Weitergehen, sich recken und strecken und erneut herzhaft gähnen. Einige Male wiederholen. Aufrecht mit leicht gebeugten Knien stehenbleiben und dem Atem nachspüren. Hat sich nach dieser Übung im Atemrhythmus etwas verändert? Ist er tiefer, weiter, gelöster geworden? Können Sie jetzt freieratmen?

3. Übung *Kniestand, das rechte Bein zur Seite abspreizen*
a) Linken Arm im weiten Bogen seitlich hochführen bis neben den Kopf und in einer durchgehenden runden Bewegung weiterführen und dabei nach links dehnen. Die rechte Hand gleitet am rechten Bein entlang in Richtung Fuß, einatmen (s. Abb. S. 131). Unbedingt darauf achten, daß der Rücken gerade ist, der Rumpf nur zur Seite – nicht nach vorne – gebeugt wird. In die besonders gut gedehnte rechte Seite bewußt atmen, beide Arme zurückführen in die Ausgangsstellung, Oberkörper wieder aufrichten, dabei langsam und gelöst ausatmen. 3–4mal.

b) Wie Übung a), in Dehnlagerung 4–5 Atemzüge verbleiben.

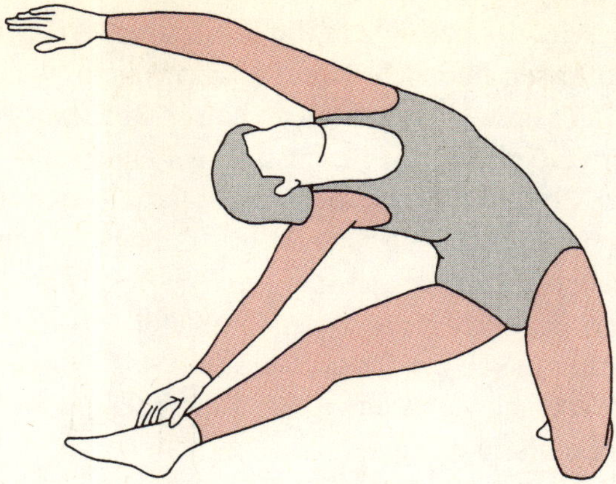

4. Übung *Vierfüßlerstand*

a) Darauf achten, daß Rücken und Kopf sich in einer Linie befinden. Abwechselnd den rechten und linken Arm hochheben, bis er sich in der Verlängerung des Rückens befindet, den Arm nach vorne herausschieben und einatmen. Beim lockeren Zurückführen des Armes ausatmen.

b) Den linken Arm auf den Unterarm aufstützen, dann den rechten Arm vor-, das linke Bein rückstrecken, einatmen. Dann in die Ausgangsstellung zurückkommen, ausatmen. Im Wechsel mit der anderen Seite.

5. Übung *Seitlage mit angebeugtem Bein (das oben liegende Bein so weit wie möglich anbiegen und hochziehen, das Knie liegt auf dem Boden auf).*

a) Das angebeugte Bein strecken bis in die Zehenspitzen und dabei einatmen. Dann das Bein wieder zum Körper ziehen und das Knie auf dem Boden ablegen wie bei der Ausgangsstellung. Ruhig und gelöst ausatmen. 4–5mal, dann umdrehen und die andere Seite trainieren.

b) Wie oben, jedoch nach der Bein- und Hüftstreckung auch noch den Kopf nach hinten strecken.

c) Wie a), jedoch gleichzeitig mit dem Bein den oberen Arm strecken, und zwar weit hinter den Kopf, einatmen. Beim Anziehen des Beines den Arm zurückführen und die Hand um das Knie legen, ausatmen.

6. Übung *Bauchlage*

a) Rechtes Knie seitlich hochziehen. Die Stirn ruht auf den Händen. Atem langsam fließen lassen und sich darauf konzentrieren, wo er am meisten zu spüren ist. Da er immer das Bestreben hat, in Richtung gedehnter Stelle zu strömen, werden Sie ihn in der linken Flanke und Lende spüren. Nehmen Sie sich Zeit, Ihre Atembewegung dort zu spüren. Lassen Sie alle Verspannungen und Blockaden bewußt los. Danach in entspannter Lage (Bauch-, Seiten- oder Rückenlage) ruhig nachatmen.

Fühlt sich die beatmete Seite anders an als die andere? Liegeposition können Sie tagsüber auch zur Entspannung üben.

Andere Seite, jedoch wenn das rechte Knie hochgezogen ist, den Arm nach vorne strecken und ablegen.

c) Noch intensiver wird die Übung, wenn der Oberkörper nach rechts verlagert und die linke Rumpfseite dadurch noch weiter gedehnt, bzw. verlängert wird.

d) Weitere Steigerung: Wie c), dabei das linke Handgelenk anbeugen, Fuß sowie Handwurzel weit in die Länge ziehen. Dabei entweder ein- und ausatmen, oder nur einatmen, dann Hand, Arm und Bein locker lassen und ausatmen.

12. Übungsprogramm

1. Übung *Stand*

a) Beide Arme seitlich in die Hochhalte führen und dabei einatmen. Dann die Arme schwer fallenlassen und vor dem Körper sich überkreuzen und ausschwingen lassen. In den Knien leicht nachgeben, ausatmen, bis der Einatemimpuls von selbst wiederkommt.

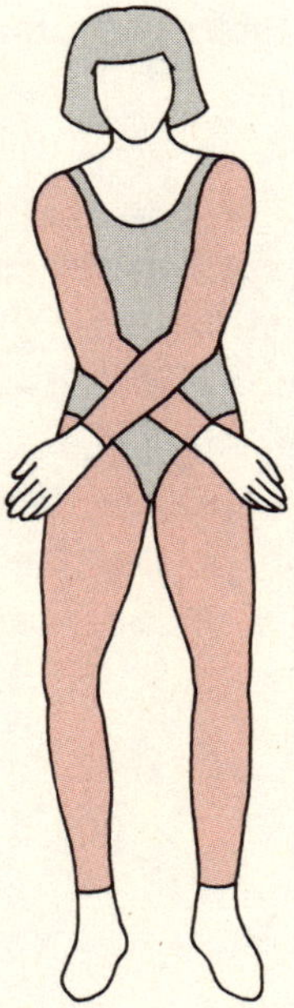

b) Wie oben, jedoch beim Ausatmen die Arme seitlich und den Oberkörper nach vorne fallen lassen, sodaß die Arme vor dem Körper ausschwingen und auspendeln. Den Kopf-, Nacken- und Schulterbereich locker lassen. Die Kniegelenke sind leicht gebeugt – nicht überstreckt!

2. Übung *Stand oder Sitz auf dem Hocker*

Einatmend Ellenbogen langsam zurückführen. Leicht vorbeugen, mit Fingerkuppen, flachen Fingern oder lockeren Fäusten den Brustkorb unterhalb der Schlüsselbeine ausklopfen. Dabei auf »mmmm« oder einen Vokalton langsam vollständig ausatmen. Nach 4–5mal aufrecht, aber gelöst stehen bzw. sitzen bleiben und der Übung nachspüren. Wie fühlt sich der Brustkorbbereich jetzt an? Spüren Sie ein Kribbeln, denn die Durchblutung wird durch das Klopfen angeregt? Für Asthmatiker wichtig: Schleim löst sich besser, auf verkrampfte Bronchien wirkt die Übung wohltuend.

3. Übung *Schneidersitz*

Kopf zur Seite senken, das Ohr zeigt zur gleichen Schulter; Dehnung hin einatmen. Den Kopf locker fallen lassen, gelöst ausatmen. Dann einatmend den Kopf wieder aufrichten und zur anderen Seite ablegen. Beide Seiten abwechselnd üben.

4. Übung *Hocksitz*

Beide Hände von außen um die Knie legen: einatmend die Wirbelsäule von unten nach oben strecken und aufrichten, sodaß Kopf und Rücken eine Linie bilden. Dann die Wirbelsäule langsam, Wirbel für Wirbel von unten her nach hinten ziehend abrollen, bis wir gestreckt auf dem Rücken liegen, dabei ausatmen und spüren, wie Verspannungen und Blockierungen in der Wirbelsäule sich lösen. Die Hände gleiten an den Oberschenkeln entlang nach unten und bleiben entspannt liegen. In der Atempause bewußt alle Spannungen lösen. Nach der Ausatmung wird die Wirbelsäu-

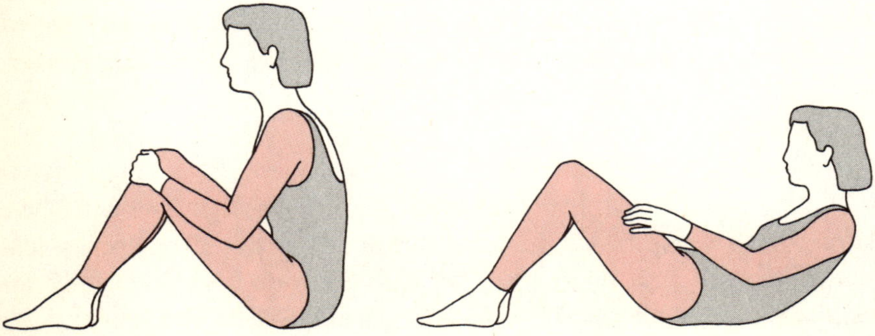

le am Boden vom Scheitel her in die Länge gezogen, langsam und sanft, nicht ruckartig. Dabei lassen wir die Luft langsam einziehen. Dann ziehen die Hände an den Oberschenkeln entlang wieder hoch bis zu den Knien, dabei erfährt der Nacken einen Zug nach vorne oben, auch der Körper folgt langsam und nicht ruckartig dem Zug der Arme, bis die Wirbelsäule senkrecht aufgerichtet ist, dabei ausatmen. Nach einer Pause in bequemer Lage das Ganze von vorn.

5. Übung *Rückenlage mit angebeugten Beinen*

a) Abwechselnd beide Knie auf die rechte/linke Seite ablegen und dabei nach unten hin einatmen. Beim Aufstellen der Beine den Atem loslassen.

b) Wie a), jedoch liegen die Arme nicht an der Körpermitte, sondern sind nach hinten gestreckt. Legen wir die Knie zur rechten Seite ab, strömt der Atem leicht in die gesamte linke Flanke und umgekehrt.

c) Beide Knie auf der rechten Seite liegenlassen und in dieser Lage 2–4mal weich ein- und ausatmen. Die Dehnung links beachten. Dann können Sie die Dehnung noch verstärken, indem Sie das obere Bein nach rechts strecken, Zehenspitzen anziehen. Einige Male langsam ein- und ausatmen, dabei Dehnung und Atem beachten. Danach in entspannter Lage ausruhen und ruhig nachspüren. Beide Seiten vergleichen. Fühlt sich die mehr beatmete und eben gedehnte Seite anders an? Danach die Übung gegengleich.

6. Übung *Rückenlage*

In die Kerze hochschwingen und den Rücken mit beiden Händen abstützen. Die Beine zeigen gerade nach oben, die Füße im Fußgelenk beugen, sodaß die Fußsohlen zur Decke zeigen und auch nach oben streben. In dieser Haltung einige Atemzüge ausharren. Nun langsam senken, Nacken

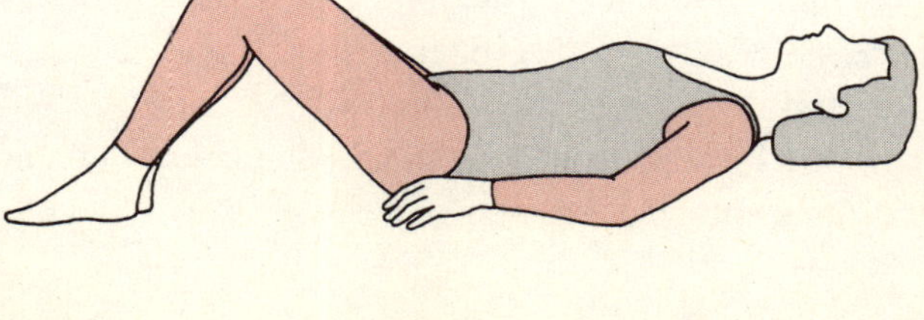

und Rücken rund machen, sodaß wir Wirbel für Wirbel abrollen können. – Diese Übung hat einen durchblutungsfördernden, massierenden Einfluß auf die inneren Organe. Die Lungen und Bronchien, auch das Gehirn, die Wirbelsäule, die Beckengegend und die Hormondrüsen werden besonders gut mit sauerstoffreichem Blut versorgt. Durch die umgekehrte Stellung wird von den Bauchorganen der Druck weggenommen, Verdauung und Stoffwechsel angeregt.

Erleichterung: Die Beine schräg nach hinten strecken und die Füße auf dem Bett, einem Hocker oder Schrank auflegen.

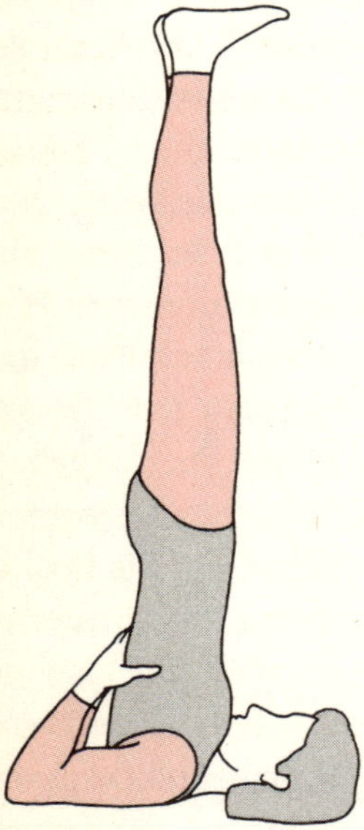

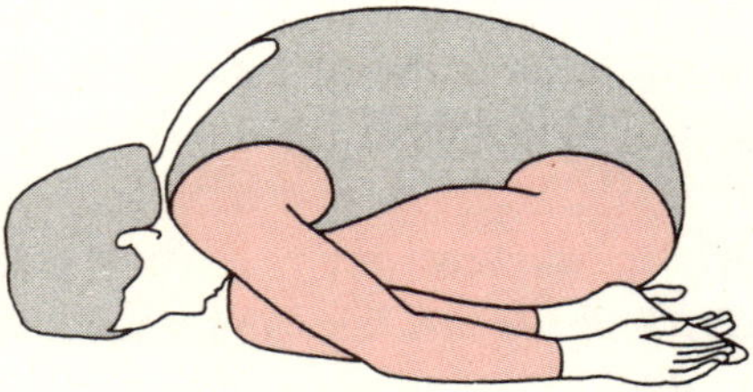

7. Übung *Fersensitz*

Oberkörper über die Beine beugen, auf Stirn oder Seite legen. Arme liegen locker und schwer neben Rumpf und Beinen. Einatmend Zehen anschwellend gegen Unterlage drücken. Spüren, wie im Kreuz und den unteren Flanken eine Atemvertiefung stattfindet. Die ganze Leibesmitte dehnt sich aus. Spannung loslassen und ruhig ausatmen.

Mit dieser Übung können auch Kreuzschmerzen weggeatmet werden. Danach sich bequem auf den Rücken legen, die Unterschenkel auf einem Hocker ruhen lassen und entspannt nachatmen.

13. Übungsprogramm

1. Übung *Stand und Gehen*

a) Die Hände und Arme in alle Richtungen weit von sich weg schütteln und sich dabei vorstellen, alles Belastende, Verkrampfte und Verspannte abzuschütteln. Den Atem natürlich fließen lassen. Diese Übung kann entweder im Gehen oder im Stehen geübt werden. Nachdem so ein natürlicher Atemreiz gesetzt wurde, ruhig und gelöst stehenbleiben und dem Atem nachspüren. Sich außerdem fragen: Wie fühlen sich jetzt meine Hände, Arme, Schultern und mein ganzer Körper an? Ist die Atembewegung bis in die Tiefe zu spüren, weitet der Atem auch die Körperseiten?

b) Wie oben, jedoch zuerst ruhig einatmen, dann beim Schütteln ausatmen. Wenn Sie wollen, können Sie beim Ausatmen ein paar Schritte gehen. Kurz ruhig stehenbleiben und den Atem gelöst kommen lassen.

2. Übung *Grätschstand mit vorgebeugtem Oberkörper*

Beide Hände so auf die Knie legen, daß die Fingerspitzen nach innen zeigen, die Ellenbogen sind leicht nach außen gebeugt, auch die Knie sind etwas angewinkelt (nicht überstreckt). Diese Ausgangsstellung ist besonders für Menschen mit Rückenproblemen zu empfehlen. – Möglich wäre auch der Sitz auf dem Hocker mit vorgebeugtem (geradem) Rücken und aufgestützten Ellenbogen.

a) Im Wechsel den rechten und linken Arm zur Seite bis in Schulterhöhe strecken, einatmen. Dann den Arm rückführen, ausatmen.

b Wie a), jedoch den Arm seitlich so hoch wie möglich strecken und der Hand nachschauen.

c) Den rechten Arm zur rechten, den linken zur linken Seite hochführen, wobei der Kopf in einer Geraden mit dem Rücken bleibt, einatmen. Dann die Arme entweder locker fallen- und auspendeln lassen oder wieder aufstützen (Ausgangsstellung).

3. Übung *Stand*

a) Aus dem Stand heraus Knie und Hüfte beugen und sich in die tiefe Hocke setzen. Die Knie liegen in den Achselhöhlen, die Arme hängen nach unten, der Kopf ist locker gesenkt. Darauf achten, daß die Fußsohlen fest auf dem Boden stehen bleiben. Wenn die Übung noch zu schwerfällt, kann man sich mit gestreckten Armen etwa in Schulterhöhe an einem Stuhl oder anderen Gegenstand festhalten. – In dieser Haltung einige Atemzüge lang verharren und besonders auf die vertiefte Rücken-, Beckenboden- und Basisatmung achten. Nach dieser ausgezeichneten Tiefenatemübung eine bequeme Lage aufsuchen und ruhig nachatmen.

b) Diese Übung kann so abgeändert werden, daß wir mit beiden Händen die gegengleichen Ellenbogen in Schulterhöhe fassen und mit aufrechtem Rücken und Kopf uns in die Hocke setzen.

4. Übung *Fersensitz*

Beide Hände hinter den Füßen aufstützen, sodaß die Fingerspitzen nach vorne zeigen. Die Hüfte hochheben und strecken, dabei zur Leibesmitte hin einatmen. Dann wieder absitzen und locker ausatmen.

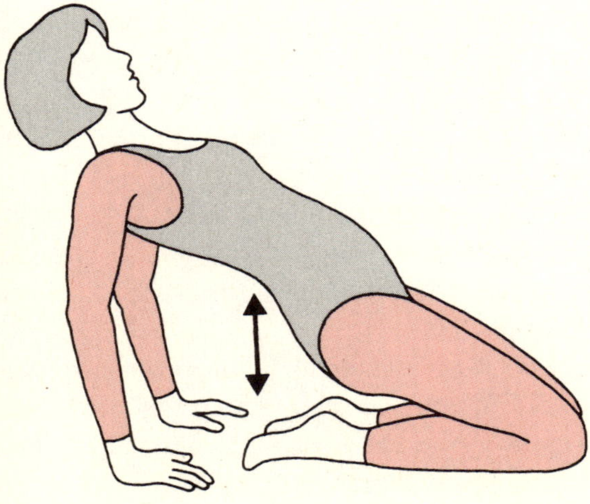

5. Übung *Grätschsitz*
Beide Arme seitlich hochführen bis in die Senkrechte. Die Wirbelsäule von unten her aufrichten und einatmen. Dann den Oberkörper abwechselnd über das rechte und linke Bein beugen und mit den Händen nach vorne dehnen, dabei ausatmen.

6. Übung *Rückenlage*
a) Beide Arme schräg nach hinten legen, sodaß die Handflächen auf dem Boden aufliegen. Dann die Unterschenkel kreuzen und die Knie ablegen. Ruhig und tief ein- und ausatmen und der Atemwelle nachspüren. Die Beckenboden- bzw. Basisatmung wird bei dieser Übung besonders angesprochen.

b) Diese Übung kann so abgewandelt werden, daß wir beide Füße auf dem Boden aufstellen und die Knie nach außen fallen lassen. Die Fußsohlen zeigen zueinander und berühren sich.

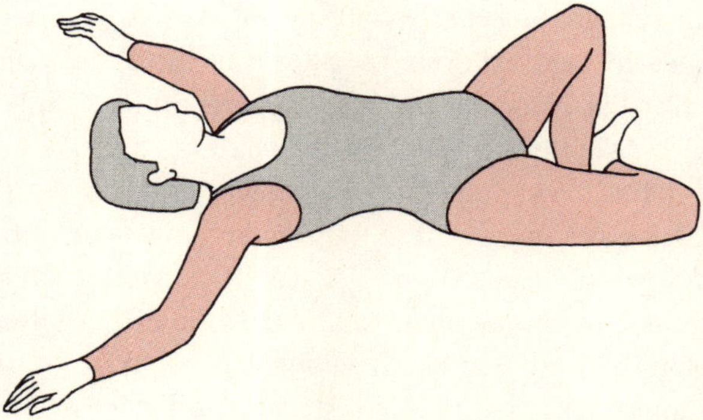

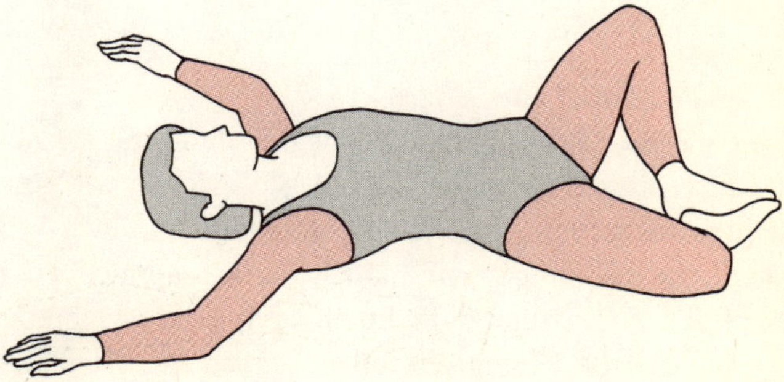

14. Übungsprogramm

1. Übung *Stand*

Rechtes Bein zurückstrecken (Schrittstellung) und beide Arme in Schulterhöhe führen, dann waagerecht links zurückführen, Oberkörper und Kopf drehen so weit wie möglich mit, dabei einatmen. Dann das rechte Bein einen Schritt weit vor das andere Bein setzen, Rumpf und Arme führen und über das rechte Bein vorbeugen; Arme und Oberkörper so lang hängen lassen, bis die Luft vollständig entwichen ist. Gegengleich wiederholen.

2. Übung *Stand oder Sitz auf dem Hocker*

Die Hände vor dem Brustkorb verschränken, sodaß die rechte Hand auf der linken Schulter und die linke Hand auf der rechten Schulter liegt. Einatmend zieht der Kopf vom Scheitel her nach oben, sodaß auch die Wirbelsäule sich streckt und dehnt. Zuerst das Kinn anziehen und die Wirbelsäule von oben her langsam einrollen, bis der Rumpf ganz vorgebeugt ist. Ausatmend konzentriert von unten her Wirbel für Wirbel aufrollen und darauf achten, wie durch den einströmenden Atem zuerst die Leibesmitte weit wird, dann der Brustkorb bis zu den Schlüsselbeinen.

b) Wie a), nur noch langsamer üben und den Atem natürlich kommen und gehen lassen.

3. Übung *Stand oder Sitzen*

Beide Hände auf die Schultern legen, dann die Ellenbogen seitlich hochführen, bis sie senkrecht zur Decke zeigen, auf einen geraden Rücken achten, dabei einatmen. Dann stoßweise auf »sch-sch-sch- ...« oder »pf-pf-pf ...« ausatmen und dabei die Ellenbogen ruckartig senken. Am Schluß der Ausatmung die Ellenbogen locker gegen die Seiten »schlagen«.

Die gleiche Übung wie oben, jedoch die Ellenbogen ruckartig heben und durch die Nase stoßweise einatmen, dann senken und ausatmen wie oben.

4. Übung *Schneidersitz*

a) Gleiche Übung wie bei 3.

b) Wie oben, jedoch wenn der Oberkörper vorgebeugt ist, einige Atemzüge lang ausharren. Die Rückenatmung dabei bewußt wahrnehmen.

5. Übung *Bauchlage, beide Arme vorstrecken*

Abwechselnd den rechten und linken Ann vorne hochheben, den Nacken lang machen und den Kopf etwas mit hochheben, dabei einatmen. Arm und Kopf senken und entspannt ablegen, ausatmen.

6. Übung *Bauchlage*

Abwechselnd das rechte und linke Bein hinten gestreckt hochheben und einatmen. Das Bein locker ablegen und ausatmen.

7. Übung *Verbindung von Übung 4 und 5*

a) Beide Arme vorstrecken. Gleichzeitig den Arm und das Bein der entgegengesetzten Seite heben und einatmen, locker senken und ablegen, ausatmen.

b) Wie a), jedoch eine Zeitlang in der oben beschriebenen Stellung verharren und Atem kommen- und gehen lassen. In der Bauchlage entspannen. Die andere Seite.

Nach solchen Übungen in der Bauchlage ist es ratsam, eine entgegengesetzte Stellung aufzusuchen, indem der Rücken rund gemacht wird, z.B. die »Päckchenlage« (s. Übung 7, S. 136). Entspannen.

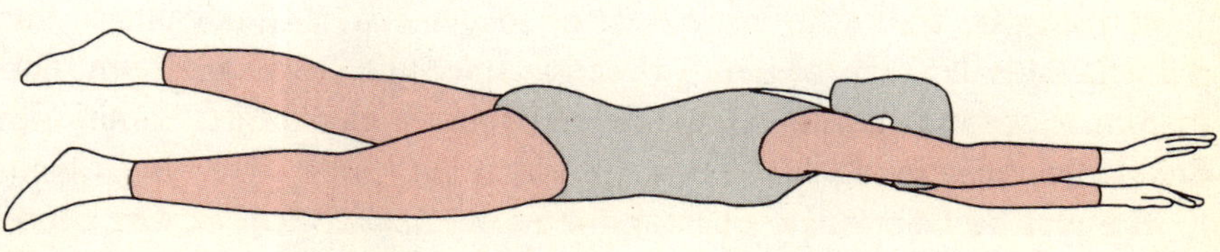

15. Übungsprogramm

1. Übung *Gehen*

Gehen Sie locker und gelöst durch den Raum, dehnen und strecken Sie sich und lassen Sie währenddessen verschiedene natürliche Atemimpulse zu. D. h., ab und zu gähnen, stöhnen, seufzen, lachen, blasen, pfeifen, schnuppern, singen, summen oder einfach Laute von sich geben wie a, e, i, o, u. Die letztgenannte Übung kann mit Klopfen auf den oberen Brustkorb oder Flügelbewegungen der Ellenbogen an die Körperseiten verbunden werden. Bleiben Sie hin und wieder stehen und spüren dem Atem nach. Hat er sich im Laufe des Übens verändert? Wie, in welcher Form? Geht er bis in die Tiefe oder haben Sie das Gefühl, daß er irgendwo festgehalten wird? Wenn ja, versuchen Sie diese Stelle zu lösen, indem Sie den Atem bewußt dorthin senden, aber ganz ohne Druck oder Anspannung. Diese Übungssequenz sollte mit dem Nachspüren des Atems in einer entspannten Lage beendet werden.

2. Übung *Rückenlage oder Langsitz*

a) Rückenlage: Beide Hände an die gegengleichen Ellenbogen legen, dann die Ellenbogen – wenn möglich – bis hinter den Kopf führen, einatmen. Der Brustkorb wird gedehnt, für die Lunge wird Platz geschaffen. Sie kann sich bestens ausdehnen. Dann ein Knie nach dem anderen zum Bauch ziehen, den Kopf heben und die Ellenbogen oder Unterarme in Richtung Knie führen, oder einfach die Hände auf diese legen. Dabei langsam und sanft den Atem ausströmen lassen.

b) Langsitz: Übungsfolge wie oben. In der ersten Übungsphase auf einen geraden Rücken achten. Beim Ausatmen die Beine anziehen, den Rücken leicht vorbeugen und die Ellenbogen an oder die Hände um die Knie legen.

c) Etwas leichter wird die Übung, wenn die Hände nicht an den Ellen-

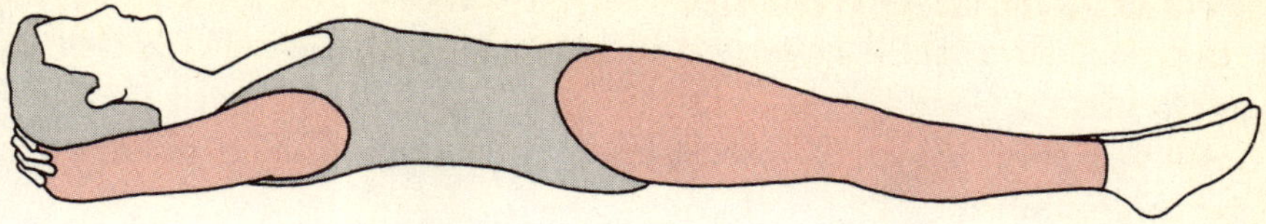

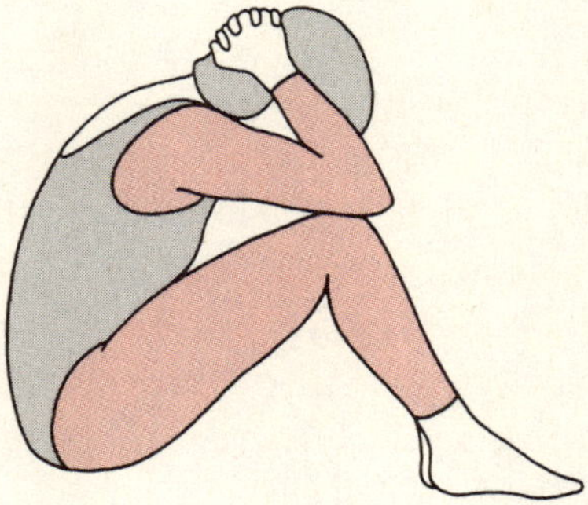

bogen liegen, sondern hinter dem Kopf verschränkt werden. Beim Einatmen werden dann die Ellenbogen so gut wie es geht nach hinten gestreckt, beim Ausatmen führt man sie in Richtung angezogener Knie.

3. Übung *Vierfüßlerstand*

a) Beide Hände nach innen drehen, dann die Ellenbogen nach außen beugen und versuchen, das Brustbein zum Boden hin zu drücken, der Rücken bleibt gerade. Die Dehnung im Brustkorb spüren und einatmen. Dann die Ellenbogen strecken, den Rücken etwas rund machen und weich ausatmen.

b) In der Einatmungsphase mit beiden Armen abwechselnd nach vorne ziehen.

4. Übung *Stand*

a) Das rechte Bein überkreuzt weit hinten das linke Bein, während die Hüfte nach vorne gerichtet bleibt. Gleichzeitig den Oberkörper etwas zur Seite beugen und den linken Arm seitlich hoch führen und über den Kopf schräg hoch nach rechts (in Verlängerung des Rumpfes) ziehen lassen.

Auch der Kopf soll in diese Streckung mit einbezogen werden und nicht abknicken. Arm und Bein zurückführen in die Ausgangsstellung. Gegengleich wiederholen.

b) Wie oben, jedoch 3–4 Atemzüge lang in der Endstellung verharren, dann entspannen.

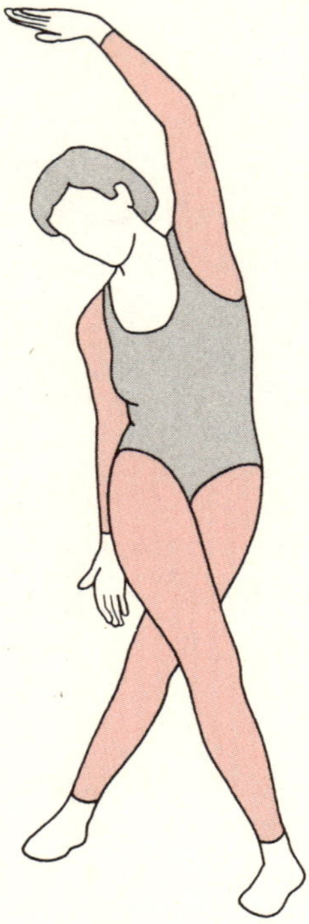

5. Übung *Bauchlage*

a) Beide Arme sind nach vorne gestreckt. Arme und Beine gleichzeitig vom Boden abheben, aber nur wenig. Den Kopf nur so weit abheben, daß zwischen Rücken und Nacken eine gerade Linie besteht, dabei einatmen. Dann Arme und Beine sowie den Kopf langsam und sanft ablegen, ausatmen.

b) Wie a), jedoch wenn die Beine und Arme gehoben sind, diese in die Weite ziehen. Auch der Kopf zieht vom Scheitel her nach vorne in die Verlängerung der Wirbelsäule.

6. Übung *Rückenlage*

a) Beide Arme zurückstrecken und die Hände verschränken, dabei einatmen. Abwechselnd das rechte und linke Knie zum Bauch anziehen, die Arme vorführen und die Hände um das Knie legen, ausatmen. Das Knie drückt gegen Bauch und Zwerchfell, wodurch die Ausatmung verstärkt wird.

b) Wie a), jedoch wenn es nicht zu schwer fällt, beide Knie während der Ausatmung zum Bauch federn.

c) Wie a), jedoch nachdem wir die Hände in der gestreckten Lage verschränkt haben, drehen wir diese, sodaß die Handflächen nach hinten zeigen. Die Einatmung wird nun dadurch erweitert, daß die Handflächen zurückziehen und gleichzeitig die Zehenspitzen in die entgegengesetzte Richtung ziehen.

d) b) und c) in Verbindung.

e) Die Übung von a) bis d) können dadurch in ihrer Wirkung auf die Ausatmung verstärkt werden, indem wir ein oder beide Knie anziehen, die Hände darumlegen und den Kopf (Schultergürtel) hochheben.

16. Übungsprogramm

1. Übung *Stand*

Rechten Arm hochführen in die Senkrechte, Handgelenk abwinkeln. So zieht der rechte Arm nach oben, der linke Arm ebenfalls mit abgewinkeltem Handgelenk (also mit der Handfläche) zieht nach unten. Bewußt zum Bauch hin in die rechte Flanke einatmen. Beide Arme locker hängen lassen, ausatmen. Gegengleich wiederholen.

2. Übung *Vierfüßlerstand*

a) Arme möglichst weit nach vorn strecken, sodaß die Oberschenkel noch senkrecht bleiben. Schultergürtel zum Boden drücken, einatmen. Sich in den Fersensitz zurücksetzen, den Rücken rund machen, ausatmen.

b) Wie a), jedoch in der Dehn- oder Rutschbahnstellung 4–5 Atemzüge lang ausharren.

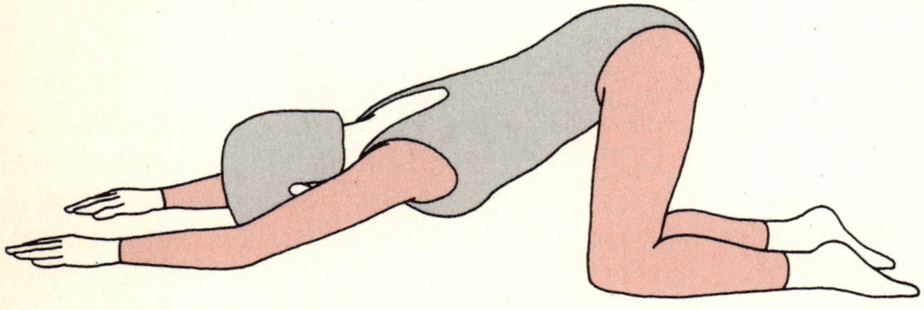

3. Übung *Langsitz, Hände hinten aufstützen*

a) Füße bis in die Zehenspitzen strecken, Hüfte vordrücken, sodaß der Bauch sich wölbt, der Rücken richtet sich auf, der Brustkorb dehnt sich. Beobachten, wie der Atem nach unten zur (Lungen-)Basis strömt und den

Brustkorb dehnt. Anschließend Füße locker lassen oder anziehen, Kreuz zurückdrücken, im Rücken gelöst nachgeben; warten, bis der Atem ausgeströmt ist. Die Übung kann so abgewandelt werden, daß die Hüfte während der Einatmung nicht nach vorne gestreckt wird, sondern abwechselnd nach rechts und links.

4. Übung *Hocksitz*

Am Boden sitzend Hände hinten aufstützen, Beine sind an den Körper gezogen. Auf geraden Rücken achten. Rechtes Bein vorstrecken, Fuß anbeugen und Ferse nach vorn schieben. Gleichzeitig rechten Arm hoch- oder leicht schräg nach hinten strecken, das Handgelenk anbeugen und die Handwurzel in die Weite schieben. Die Weite in der rechten Seite spüren, langsam den Atem einströmen lassen. Arm und Bein in die Ausgangsstellung zurückführen, rechte Hand um das rechte Knie legen und den Atem sanft und weich ausströmen lassen. 3–5mal, dann die andere Seite. Gegengleich wiederholen.

5. Übung *Schneidersitz*

Beide Hände hinter dem Kopf verschränken. Brustkorb zur rechten Seite hin drehen, während die Ellenbogen nach hinten ziehen, einatmen. Den Oberkörper in die Ausgangsstellung zurückdrehen, vorbeugen und die Ellenbogen zum linken Knie hinführen. Gegengleich wiederholen.

6. Übung *Rückenlage*

a) Beide Hände umfassen die Ellenbogen über Kreuz. Die Ellenbogen zurückführen bis hinter den Kopf, zum Bauch hin sowie in den weit gedehnten Brustkorb einatmen. Danach die Ellenbogen locker zurückführen und auf dem Brustkorb ablegen. Leichtes Drücken gegen die Rippenbögen unterstützt die Ausatmung.

b) Die Übung wird noch intensiver, wenn wir beim Zurückstrecken der Ellenbogen, die Füße bis in die Zehenspitzen strecken und beim Ausatmen die Knie zum Bauch heranziehen und die Unterarme auf die Knie legen.

17. Übungsprogramm

1. Übung *Grätschstand*

a) Arme waagerecht zur Seite strecken. Einatmend auseinander in die Weite ziehen, sodaß der obere Rücken breit wird. Schulterblätter zusammenziehen, fühlen, wie der Rücken eng wird. Ausatmen. Arme locker fallen lassen, um keine Verkrampfungen aufkommen zu lassen. Es ist darauf zu achten, daß wir nicht ins Hohlkreuz fallen, also Bauch- und Gesäßmuskeln etwas anspannen, den Kopf nach oben ziehen, ohne daß die Schultern mitgehen.

b) Wie a), beim Ausatmen die Ellenbogen an den Brustkorb heranziehen und gegen die Rippen schlagen. Dadurch wird die Ausatmung verstärkt, gleichzeitig die Rippenmuskeln gelockert und besser durchblutet.

2. Übung *Schneidersitz*

a) Beide Hände um die Knie legen. Einatmend den Rücken strecken. Im Rücken nachgeben, die Hände vor die Füße fallen lassen, den Oberkörper vorbeugen und den Kopf entspannt fallen lassen, ausatmen.

b) Beide Hände auf die Knie legen, die Knie herunterdrücken und den Kopf hoch recken. Nicht das Kinn zieht hoch, sondern der Scheitel ist hochgereckt. Während die Wirbelsäule vom Steißbein bis zum obersten Punkt auseinander gezogen wird, stellen wir uns vor, wie der Atem nach unten zum Becken, oben zum Gehirn strömt. Gelöst, aber aufrecht sitzen bleiben und den Ausatemstrom abwarten.

3. Übung *Kniestand*

a) Das rechte Bein zur Seite und beide Arme hoch über den Kopf strecken, einatmen. Dann den Oberkörper zur rechten Seite drehen und über das gestreckte Bein beugen, ausatmen. Gegengleich üben.

b) Rechtes Bein zur Seite strecken, beide Arme über Kopf verschrän-

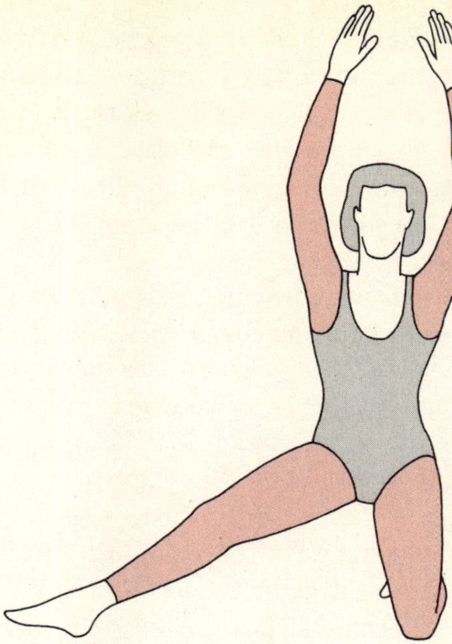

ken. Oberkörper frontal über das gestreckte Bein beugen, Blick und auch der Rumpf sind weiterhin nach vorn gerichtet, dabei ausatmen. Die Luft entweicht besonders gut aus der rechten Seite. In die linke, momentan gedehnte Seite einatmen und die Dehnung sowie Durchlüftung der linken Flanke bewußt wahrnehmen. Anschließend Oberkörper aufrichten und rechtes Knie wieder aufstellen, ausatmen. Dann die andere Seite.

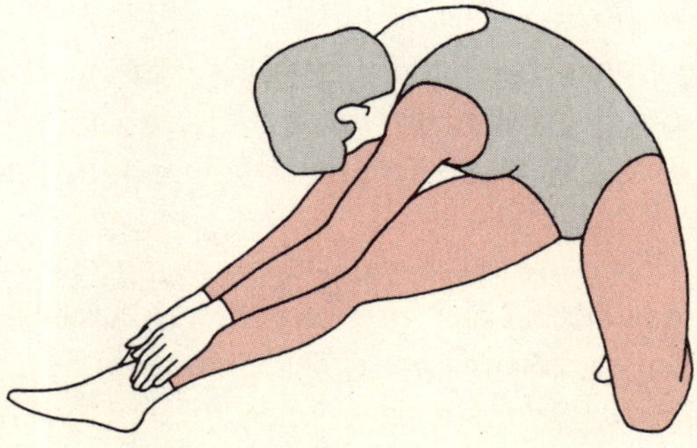

4. Übung *Rückenlage*

Den rechten Arm zurückführen bis hinter den Kopf. Rechtes Bein anwinkeln und dessen Fuß über das linke Knie führen und an seiner Außenseite aufsetzen. Rechtes Knie zum Boden hin ablegen. Linke Hand unterstützt das Knie, indem sie es zum Boden herunterdrückt. Darauf achten, daß beide Schultern möglichst am Boden bleiben. In dieser Dehnlagerung einatmen. Rechtes Bein und rechten Arm in die Ausgangsstellung zurückführen; ausatmen. Andere Seite gegengleich.

Während der Ausatmung nur das angewinkelte Knie aufstellen. In der Dehnlagerung 4–5 Atemzüge lang ausharren. Seite wechseln.

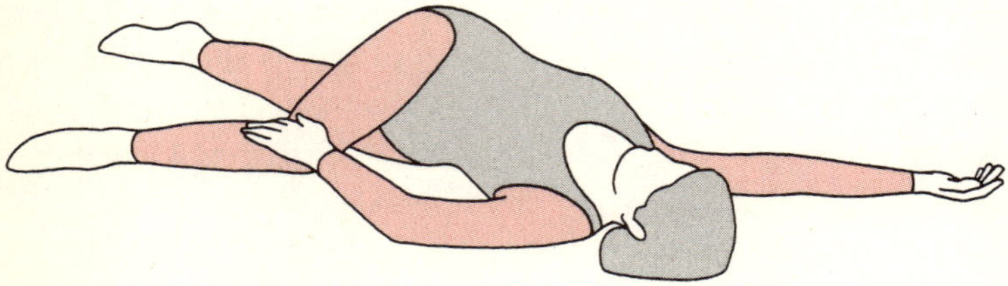

5. Übung *Andreaskreuz in der Rückenlage*

Beine leicht grätschen und Arme schräg nach hintenstrecken, sodaß die Handflächen nach unten zeigen. Die Zehen strecken und die Finger etwas spreizen, dabei einatmen. Füße locker lassen und Arme gelöst nach vorne führen, ausatmen.

a) In der Dehnstellung 4–5 Atemzüge (oder länger) verharren. Spüren, ob der Atem überall ungehindert fließen kann, oder ob er irgendwo noch mehr nachgeben kann. Die Spannung loslassen und in bequemer Position nachatmen.

b) Gleichzeitig rechten Arm und linkes Bein auseinanderziehen, einatmen. Nun Spannung loslassen, ausatmen. Die andere Diagnonale. Wichtige und wertvolle Tiefenatem- und Organübung.

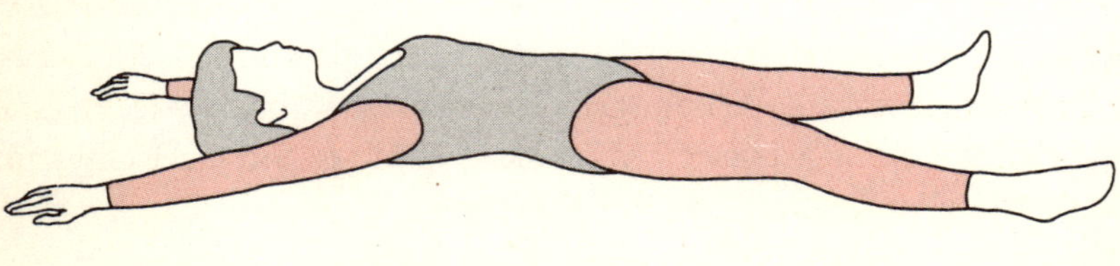

18. Übungsprogramm auf dem Hocker

Für alle, die zeitweilig geschwächt, krank sind oder schlecht liegen (knien) können.

1. Übung *Stand vor dem Hocker*
Abwechselnd mit dem rechten und linken Fußballen auf der Vorderkante des Hockers auftippen und den Atem dabei natürlich fließen lassen. Spüren Sie die Atemanregung? Danach ruhig stehenbleiben oder sich aufrecht auf den Hocker setzen und dem Atem nachspüren. Wo können Sie ihn vermehrt spüren, vielleicht in der Leibesmitte?

2. Übung *Stand vor dem Hocker*
Beide Arme in die Senkrechte hochstrecken, einatmen. Dann die Knie etwas beugen, den Oberkörper mit geradem Rücken vorsenken und sich mit beiden Händen auf den Hocker abstützen, dabei ausatmen. Darauf achten, daß die Ellenbogen nicht überstreckt sind, deshalb die Hände leicht nach innen drehen. Variante: Wie oben, aber stoßweise ausatmen und auch die Arme stoßweise senken.

3. Übung *Stand einen Schritt hinter dem Hocker*
Beide Hände auf den Hocker aufstützen, in den Knie- und Ellenbogengelenken leicht nachgeben, der Rücken ist gerade. Kontrollieren Sie sich selbst vor dem Spiegel. Kopf befindet sich in seiner Verlängerung und soll nicht nach oben abknicken.

a) Abwechselnd den rechten/linken Arm seitlich hochstrecken und die Dehnung in der Rumpfseite spüren, einatmen. Den Arm gelöst absetzen und langsam ausatmen. Dehnung nur so weit ausführen, wie es Ihnen ohne Probleme geht. Nichts erzwingen! Je häufiger Sie die Übung machen, desto besser gelingt Ihnen die Dehnung .

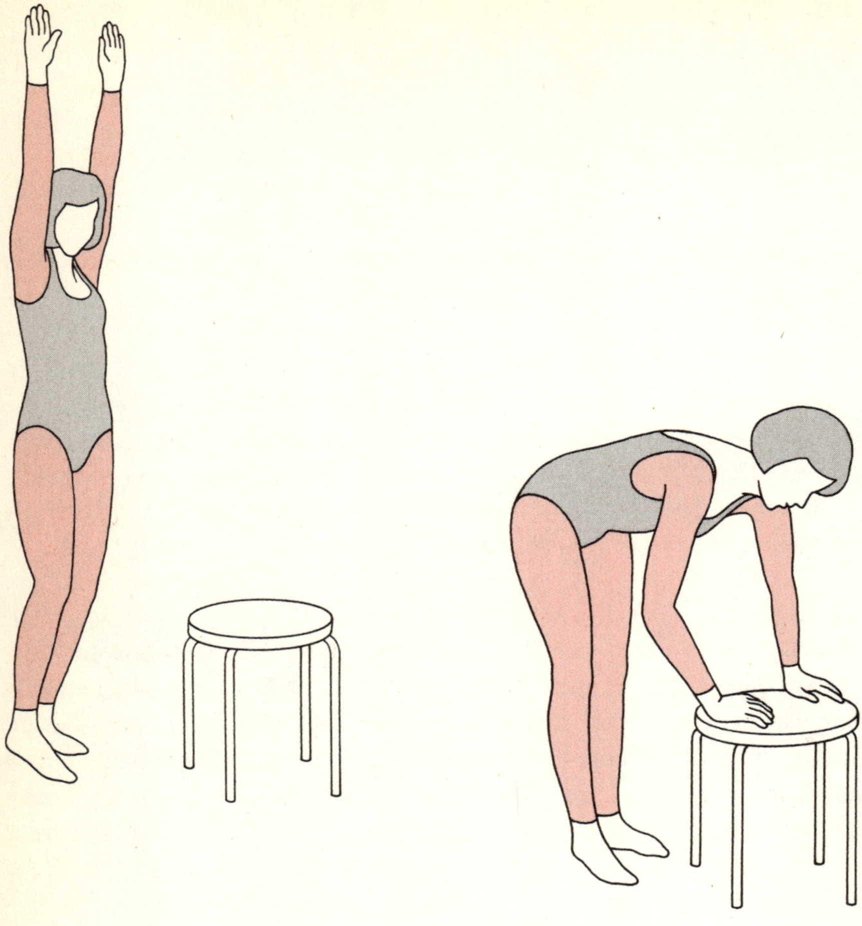

4. Übung *Stand vor dem Hocker, beide Hände aufstützen*

a) Abwechselnd rechtes/linkes Bein hinten hoch strecken, höchstens bis Gesäßhöhe. Das Standbein-Knie bleibt die ganze Zeit leicht gebeugt. Dann das »arbeitende« Bein wieder absetzen und gelöst ausatmen.

b) *Für Geübte:* Gleichzeitig rechtes Bein (Fuß angewinkelt) nach hinten stellen und den linken Arm nach vorn strecken und evtl. noch auseinanderziehen, einatmen. Arm und Bein abstellen, ausatmen. Gegengleich wiederholen.

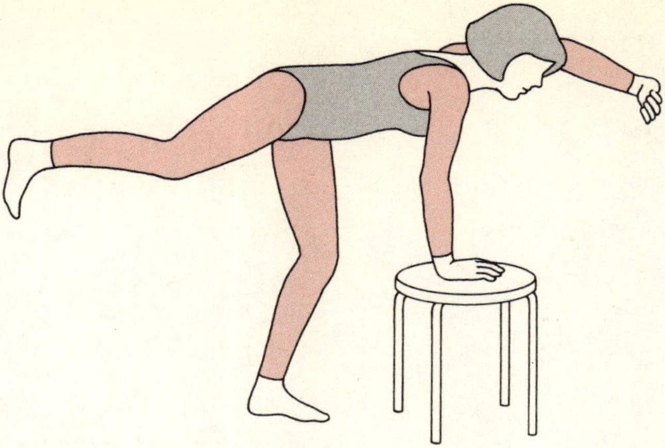

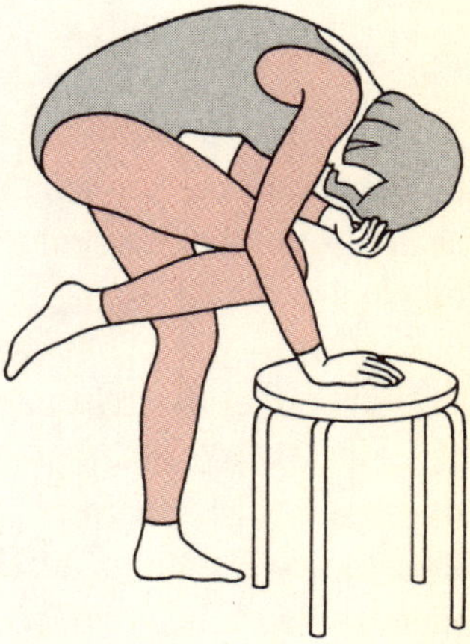

c) Beim Ausatmen linken Ellenbogen und rechtes Knie anbeugen und zum Körper heranziehen, sodaß sie sich unter dem Bauch vielleicht sogar berühren, ausatmen.

5. Übung *Stand vor dem Hocker*
Rechtes Bein auf den Hocker stellen.

a) Um Brustkorb- und Flankenatmung anzuregen, schwingen wir beide Arme gemeinsam im Wechsel nach rechts und links. Dann beide

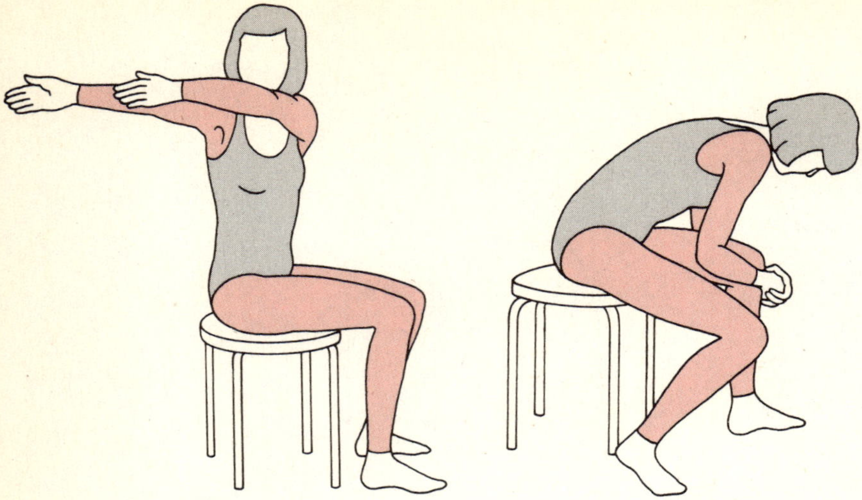

Arme rechts zurückführen, einatmen, anschließend sich über das linke angebeugte Knie beugen und ausatmen. Die Arme links zurückführen, einatmen, sich über das aufgestellte Knie beugen, ausatmen. Dieselbe Übung gegengleich ausführen.

6. Übung *Auf dem Hocker sitzen (darauf achten, aufrecht zu sitzen)*
a) Beide Hände auf den Bauch legen und zu den Händen hin langsam durch die Nase einatmen. Spüren, wie der Bauch sich ausdehnt. Kontrolliert und vollständig durch den Mund (Lippenbremse oder »sch«) ausatmen und wahrnehmen, wie der Bauch zurückgeht.

b) Die Hände über den ganzen Rumpf wandern lassen und jedesmal die Atembewegung wahrnehmen: Flanken unten, Lenden hinten, Flanken weiter oben, Rücken weiter oben, unter den Schlüsselbeinen, unter den Achseln ... Langsam üben, nehmen Sie sich Zeit!

7. Übung *Sitz auf dem Hocker*
Eine Rolle unter den Beckenboden legen, sodaß man aufrecht darauf sitzt. Um die Atmung im untersten Beckenbereich anzuregen und besser fühlen zu können, atmen Sie nun zum Beckenboden hin gegen die Rolle ein. Der

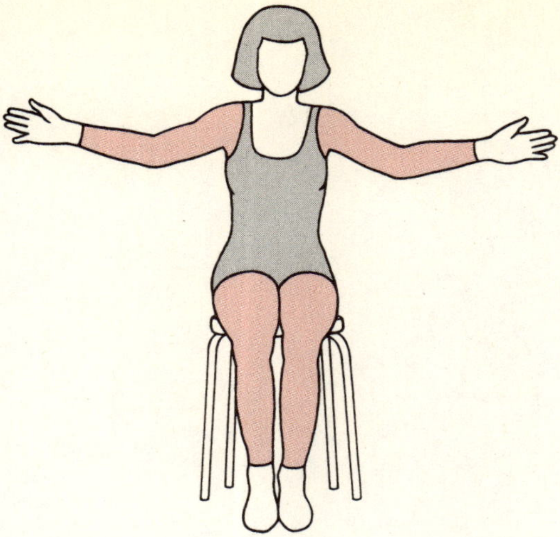

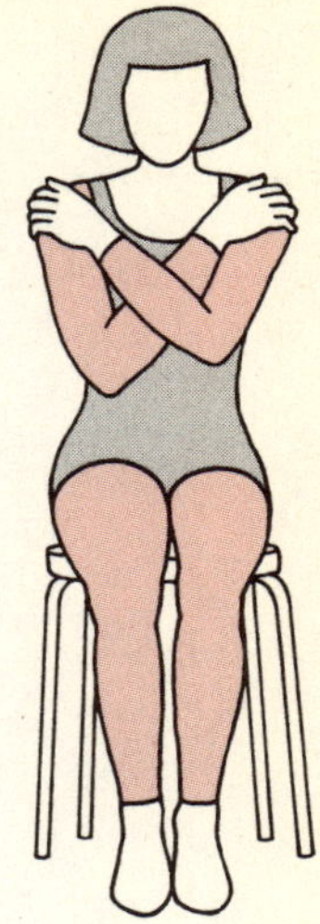

Druck der Rolle hilft, sich dieser Stelle bewußter zu werden. Denken Sie daran, das oft unbekannte Beckenbodenzwerchfell ist auch beträchtlich an der Atmung beteiligt. Dann gelöst, konzentriert ausatmen und spüren, wie der Beckenboden enger wird.

8. Übung *Sitz auf dem Hocker*

a) Beide Arme etwa in Schulterhöhe nach hinten strecken, wobei sich der Brustkorb besonders weit öffnet, einatmen (den Bauch aber trotzdem nicht nach innen ziehen, sondern weich sein lassen). Die Arme über dem Brustkorb verschränken (rechte Hand auf linke Schulter und umgekehrt) und locker ausatmen.

b) Wie oben, jedoch stoßweise (durch den Mund) ausatmen und dabei die Ellenbogen stoßweise gegen den Brustkorb drücken. Diese Atemübung eignet sich ganz besonders gut für Menschen mit Ausatemschwierigkeiten (Asthmatiker etc.).

9. Übung *Sitz auf dem Hocker*

a) Gleichzeitig das rechte Bein vor und den linken Arm nach oben strecken, einatmen. Noch intensiver wird die Übung, wenn dabei Hand- und

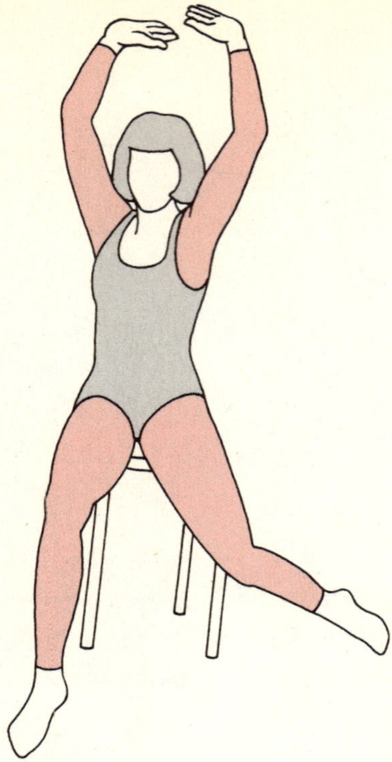

Fußgelenk angewinkelt werden und Handwurzel sowie Ferse in die Verlängerung ziehen. Beim Ausatmen rechtes Knie zum Bauch ziehen, linke Hand darum legen. Gegengleich üben.

Im Sitzen sind wir immer in der Hüfte gebeugt, was für die tiefe Atmung eher ungünstig ist. Bei dieser Übung kann durch die Streckung des Beines der Atem tiefer fließen, er kann sich viel weiter ausbreiten.

b) Rechtes Bein zur rechten Seite oder sogar nach hinten, beide Arme hochstrecken, einatmen. Mit beiden Händen das Knie vorne hochziehen, ausatmen. Gegengleich.

c) »Andreaskreuz« auf dem Hocker: Beide Beine leicht gegrätscht vor-, die Arme hochstrecken, Fersen und Handballen auseinanderziehen, ausatmen. Die Beine rechtwinklig (Oberschenkel stehen parallel) aufstellen und die Hände gelöst auf die Oberschenkel ablegen, weich ausatmen.

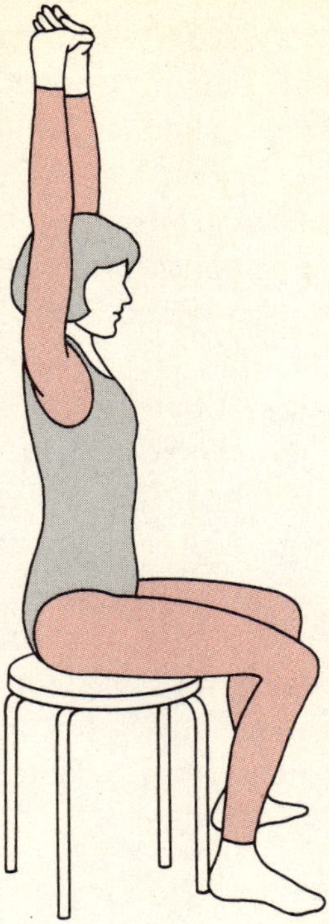

10. Übung *Sitz auf dem Hocker, seitlich zu einer Wand*
a) Setzen Sie sich eine Armlänge entfernt, rechte Seite zur Wand. Rechten Arm zur Wand strecken, Handgelenk anwinkeln und Hand an die Wand legen. Linken Arm seitlich hochführen und über Kopf nach rechts strecken. Die linke Hand zieht in Richtung Wand, vielleicht berührt sie sie sogar, dabei einatmen und das Weitwerden der linken Seite beachten. Den Arm langsam zurückführen, schwer hängenlassen, ausatmen. Der Übung und Atmung nachspüren. Dann gegengleich wiederholen.

b) Wie oben, aber in der Dehnstellung 4–5 Atemzüge lang verharren. Dann in einer aufrechten, aber gelösten Sitzhaltung verharren und nachspüren. Sich dafür genügend Zeit nehmen, denn das Nachspüren ist besonders wichtig. Dann die andere Seite.

11. Übung *Sitz auf dem Hocker*

a) Oberkörper vorneigen, zwischen die Knie beugen, Arme schwer hängen lassen. Vielleicht können die Handrücken den Boden berühren. Falls Ihnen das Schwierigkeiten bereitet, können Sie auch Bücher auf dem Boden stapeln und die Handrücken darauf legen. *Wichtig dabei:* Das Kreuz ist gerundet, die Rückenmuskeln dehnen, die Verspannungen lösen sich. Atmen Sie nun bewußt zu den Lenden hin, spüren Sie das Weitwerden? Beim Ausatmen darauf konzentrieren, alle Schmerzen und Belastungen mit auszuatmen. 4–5 Atemzüge lang verharren, dann sich aufrecht hinsetzen und nachspüren. Diese Übung nützt auch bei Rückenschmerzen darf nur ausgeführt werden, wenn keine Schmerzen auftreten.

Wichtig dabei: Auch der Kopf hängt nach unten, so können sich die Halsmuskeln entspannen. Nicht vergessen: Die Gesichtsmuskeln sind ganz gelöst.

b) Die Hände verschränken, dann nach oben ziehen, als ob wir die Decke erreichen und wegdrücken wollen, einatmen. Dann sich wie oben vorbeugen, ausatmen. Sie können sich beim Vorbeugen darauf konzentrieren, langsam den Kopf einzurollen, dann die Wirbelsäule Wirbel für

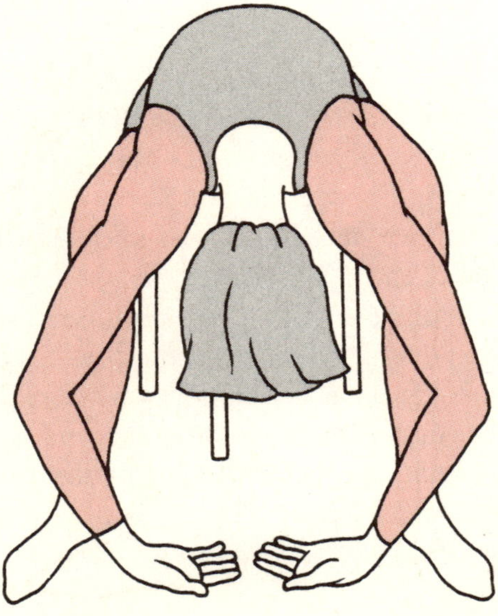

Wirbel von oben nach unten abzurollen. Unten in der Dehnstellung in den Rücken einatmen, beim langsamen Hochrollen der Wirbelsäule ausatmen. Von vorne.

Zum Schluß noch drei Entlastungs- und Entspannungsstellungen auf dem Hocker bzw. im Lehn- oder hohen »Chefstuhl«.

a) Kutschersitz: Sitz auf einem Stuhl, Oberkörper etwas vorgebeugt, die Ellenbogen ruhen auf den Knien. So wird das Gewicht des Oberkörpers auch von den Beinen getragen. Günstige Stellung bei Atemproblemen.

b) Sitz auf einem Lehn- oder hohen Bürostuhl, die Unterarme liegen auf den Lehnen. Das Gewicht des Rückens ist an die Rückenlehne abgegeben. Sehr günstige Entspannungsstellung. Empfehlenswerte Position, um »zwischendurch« zu entspannen. Und denken Sie daran: Eine sehr gute Entspannungsmethode ist die Entspannung über die Atmung. Man konzentriert sich dabei nur auf den Atem, wie er ein- und ausströmt.

c) Reitersitz: Sitz rücklings auf einem Stuhl mit Lehne. Die Unterarme ruhen auf der Lehne, auf die man noch ein Kissen legen kann. Günstige Rückenentlastungs- und atemerleichternde Stellung.

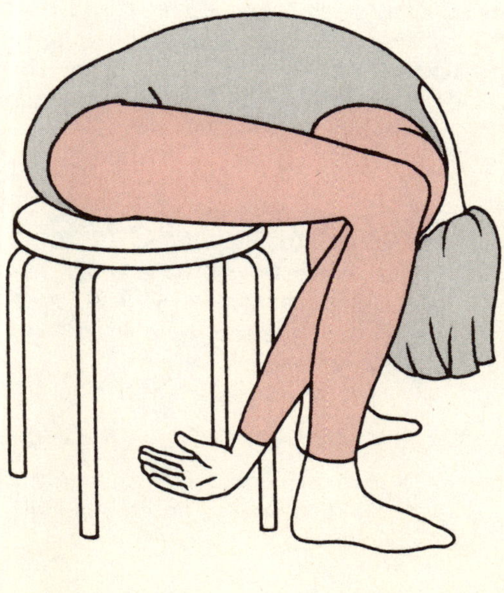